New Directions in Geriatric Medicine

Concepts，Trends，and Evidence-Based Practice

老年医学进展

概念、趋势和循证医学实践

New Directions in Geriatric Medicine

Concepts, Trends, and Evidence-Based Practice

老年医学进展

概念、趋势和循证医学实践

原　　著　Lee Ann Lindquist

主　　译　王晶桐

顾　　问　苗懿德

译者名单　（按姓名汉语拼音排序）

阿如娜　宝　辉　褚　琳　邓利华　郏　蓉

姜　娟　黎梦涵　李　夏　李娇娇　李雨晨

刘　杰　苏　琳　谭　江　王　楠　王　宁

王晶桐　魏雅楠　薛　倩　张庆文　赵晨昭

（译者单位均为北京大学人民医院）

北京大学医学出版社

LAONIAN YIXUE JINZHAN：GAINIAN、QUSHI HE XUNZHENG YIXUE SHIJIAN

图书在版编目（CIP）数据

老年医学进展：概念、趋势和循证医学实践/（美）李·安·琳达奎斯特（Lee Ann Lindquist）原著；王晶桐主译. ——北京：北京大学医学出版社，2017.11

书名原文：New Directions in Geriatric Medicine：Concepts，Trends，and Evidence-Based Practice

ISBN 978-7-5659-1679-3

Ⅰ. ①老… Ⅱ. ①李… ②王… Ⅲ. ①老年病学—进展 Ⅳ. ①R592

中国版本图书馆 CIP 数据核字（2017）第 240202 号

北京市版权局著作权合同登记号：图字：01-2017-1638

老年医学进展：概念、趋势和循证医学实践

主　　译：王晶桐
出版发行：北京大学医学出版社
地　　址：（100191）北京市海淀区学院路 38 号　北京大学医学部院内
电　　话：发行部 010-82802230；图书邮购 010-82802495
网　　址：http://www.pumpress.com.cn
E - mail：booksale@bjmu.edu.cn
印　　刷：北京佳信达欣艺术印刷有限公司
经　　销：新华书店
策划编辑：高　瑾
责任编辑：畅晓燕　　**责任校对**：金彤文　　**责任印制**：李　啸
开　　本：710mm×1000mm　1/16　　**印张**：9.75　　**字数**：190 千字
版　　次：2017 年 11 月第 1 版　　2017 年 11 月第 1 次印刷
书　　号：ISBN 978-7-5659-1679-3
定　　价：80.00 元

译者前言

——致力于老年医学发展，实现成功老化

衰老是每个人迟早都必须面对的现实，无法逃避。我们期望长寿，但是身体健康才能够享受长寿、实现成功老化。老年临床医学的发展是实现成功老化的保障，人口老龄化迫使中国老年医学快速发展。

老年医学绝不是各个亚专科诊治老年患者的整合，在各个亚专科常见疾病知识的背景基础上，老年医学具有独立的学科特点：老年综合评估、老年综合征、老年人合理用药等。老年医学还面临着其他学科所没有的问题：老年人的驾驶问题，老年人认知功能的评价，如何更好地实现医养结合等。在提供医疗服务的过程中，老年医学依然保持着独到之处。老年医学的治疗目标是最大限度地维持或改善患者的功能状态，提高独立生活能力和生活质量，而不是治愈疾病。因此老年医学提供的医疗应该具有整体性，强调“以患者为中心”的个体化医疗，体现“生物-心理-社会-环境”的医学模式，关注老年人整体健康状态。同时，老年医学提供的医疗应该具有连续性，涵盖由急诊医疗到社区家庭照顾的全过程，包括诊所、医院、养老院、家庭，向老年人提供连续性服务，并合理使用医疗资源。

为了能为老年患者提供持续改进的医疗服务，也为了自己的晚年所接受的医疗有质量、有温度，我们致力于老年医学，关注老年医学进展，我们的团队翻译了这本来自美国的著作。虽然本书不是经典教材，但其内容却反映了美国老年临床医学所关注的现实问题的发展与变化。书中所关注的老年实际问题在临床中容易被忽视：老年人的排尿问题、老年人驾驶安全评估问题、老年人认知功能障碍问题、老年人的跌倒问题、老年人的家庭照顾问题……希望能够为老年科医生、社区医生的工作提供实实在在的帮助。

与欧美、日本相比，我们的老年医学还有很大的进步空间，这与其他专科情况明显不同。其他专科，尤其是新技术方面，基本与国际接轨并走在国际前沿。我国老年临床医学的发展明显逊色于其他专科，在规范化培训方面空白更加显著。随着我国步入老龄化社会，庞大的老年人群迫使社会、家庭、医疗不得不应对，才迎来了老年医学科快速发展的机遇，也正是因为如此，老年医学科近年来被称为朝阳学科。虽然工作量不大，但这本书的翻译工作

是我们团队竭尽全力致力于老年医学科发展的开端，后续团队会把更多的精力奉献给老年医学的发展——为了我们每个人的夕阳红。

王晶桐

2017 年 7 月

Alison J. Huang Department of Medicine, University of California, San Francisco, San Francisco, CA, USA

Jill Huded Department of Medicine, Louis Stokes Cleveland Veterans Affairs Medical Center, Case Western Reserve University School of Medicine, Cleveland, OH, USA

Geetha Iyer Department of Epidemiology, Johns Hopkins Bloomberg School of Public Health, Baltimore, MD, USA

Ming Jang Division of Geriatrics, Perelman School of Medicine, Hospital of the University of Pennsylvania, Philadelphia, PA, USA

Lee Ann Lindquist Division of General Internal Medicine and Geriatrics, Northwestern University Feinberg School of Medicine, Chicago, IL, USA

Rachel K. Miller Division of Geriatrics, Perelman School of Medicine, Hospital of the University of Pennsylvania, Philadelphia, PA, USA

Emily Morgan Division of General Internal Medicine and Geriatrics, Oregon Health and Science University, Portland, OR, USA

Stephanie Nothelle Department of Medicine, Johns Hopkins Bayview Medical Center, Baltimore, MD, USA

Jennifer Reckrey Departments of Medicine and Geriatrics and Palliative Medicine, Icahn School of Medicine at Mount Sinai, New York, NY, USA

Theresa Rowe Division of General Internal Medicine and Geriatrics, Northwestern University Feinberg School of Medicine, Chicago, IL, USA

Anne M. Suskind Department of Urology, University of California, San Francisco, San Francisco, CA, USA

Quratulain Syed Division of General Medicine and Geriatrics, Department of Medicine, Grady Memorial Hospital, Emory University School of Medicine, Atlanta, GA, USA

目　录

延缓痴呆发生可能吗？给老年患者提供专业咨询前你需要了解哪些知识？

1

Emily Morgan，Bobby Heagerty，Elizabeth Eckstrom
（苏 琳　邓利华　译　黎梦涵　校）

患者情境再现：

H 博士是一位化学家，退休后，为了离家人更近，他和夫人移居到美国西海岸。几年前我第一次见到他时，他 83 岁，还是一位充满活力的丈夫、智慧风趣的父亲、慈爱的祖父。H 博士和夫人很快熟悉了新社区周围的道路、环境，融洽地适应了与家人一起的新生活。然而，不久后情况发生了细微的变化。H 夫人注意到，H 博士不愿意与她一起散步。当 H 夫人热衷于结识新邻居，并积极参与新社区的各种文娱活动时，H 博士却更愿意待在家里。从第一次见到 H 博士起 2 年内，他被诊断轻度认知功能障碍。现在他 88 岁，正处于阿尔茨海默病的早期。

上述场景对于为老年患者提供服务的初级保健医师再熟悉不过了。医师可能因无法阻止认知功能障碍的发生而困扰。关于非甾体抗炎药、阿司匹林、雄激素、白果以及其他很多药物影响认知功能的研究，并未发现它们在促进、维持认知功能正常方面有显著疗效。目前资料显示，糖尿病、脑卒中是认知功能减退的危险因素[1]。此外，认知功能减退可以表现为各种形式，程度也从缓慢进展的阿尔茨海默病至中青年时代即出现严重的额颞叶痴呆不等。目前为止，还没有措施能够有效延迟或防止认知功能减退的发生。幸运的是，这种情况正在逐渐改善。本章简单叙述了认知功能减退的范畴，为正常脑衰老的评估提供一些重要的细节（这对于给患者提供咨询非常重要），同时探讨饮食、运动、认知刺激以及创造性活动在降低认知功能减退风险方面的作用。本章总结了在与患者及家属沟通认知功能减退这一疾病的过程中应该注意的一些事项和建议。本章并不是关于认知功能减退的系统回顾，而是旨在为初级保健医师提供一些可以推荐给各年龄人群用于促进脑健康的实用性指导。

本章目的不在于总结各种证据用以支持或反对营养补充剂在正常脑老化中的作用，而是着眼于通过一些大多数人都可以做到却没有做到的日常生活方式的调整，达到改善认知功能的目的。

异常认知功能减退的范畴

阿尔茨海默病及相关痴呆进展缓慢，导致患者逐渐衰弱最终死亡。最初认为该病主要累及 65 岁以上的老年人群，近期研究发现阿尔茨海默病及相关痴呆发病时间有所提前。阿尔茨海默病是目前最令美国社会头疼的疾病。随着婴儿潮一代年龄渐长，痴呆患者的人数亦呈指数增长，给家庭、卫生保健系统及美国经济带来了沉重的压力。银行家、律师、司机以及其他各个行业的人都有可能出现认知功能减退并危害公共安全，从这点而言，痴呆不仅仅是患者及其家庭的负担，也是整个社会的负担。痴呆已成为美国婴儿潮一代的特征性疾病，并已造成公共健康危机。

美国目前有超过 500 万人患有阿尔茨海默病及相关痴呆，是美国第 6 位死亡原因，预计到 2050 年，将有 1 600 万人罹患痴呆。仅 2014 年，对痴呆患者的投入就高达 2 140 亿美元，其中 1 500 亿美元用于医疗保险和医疗补助。预计到 2050 年，这一数字将上升至 12 万亿美元。接近 1/5 的医疗保险花销都将用于阿尔茨海默病和相关痴呆。500 万阿尔茨海默病的老年患者中，2/3 是女性。60～70 岁的女性罹患阿尔茨海默病的患病率是她们余生中罹患乳腺癌概率的 2 倍[2]。

仅 2014 年，超过 1 500 万家属和亲友共为痴呆患者提供了 1 770 万小时、预计价值 2 200 亿美元的无偿服务。超过 60%的痴呆照护者表示在护理患者过程中承受的情绪压力程度很高或非常高。超过 1/3 的照护者出现了抑郁的症状。由于护理的体力和情感付出，2013 年照护者自己的医疗花销就增加了 93 亿美元[2]。

什么是正常的认知衰老?

在个体的一生中，认知状态不断地发生着变化。2015 年，在美国国家科学院医学研究所的一份报告中，将认知衰老定义为个体衰老过程中，逐渐发生、持续进展的认知功能减退，具有很高的异质性[3]。由于种种原因，关于正常脑生理功能衰老的研究很难有所收获。大部分研究随访时间不够，无法分辨入组时认知功能正常的受试者最终是否会发展为轻度认知功能障碍或显著神经认知障碍。纵向研究中，中途退出的受试者倾向于是最不健康的“正常人”，可能混淆研究结果。此外，研究倾向于纳入更健康、精力旺盛的老年志愿者，使纳入偏倚成为影响研究可信度的一个因素。虽然存在这些局限，研究者们仍在不懈地努力，试图将正常衰老导致的神经认知改变和各种神经认知疾病区分开来，因为衰老不可避免，而疾病则可通过一系列干预措施进行防治。

关于认知功能衰老的机制，从细胞水平，40 岁开始，脑白质的体积逐渐下降。其中胼胝体是脑部体积变化最大的部位，主要影响两侧大脑半球的沟通[4]。虽然一些特定的灰质区域如小脑局部体积确实会减少，但相对白质而言，脑灰质体积的变化更小一些。衰老过程中，神经元结构的改变可以引起神经信号传导的完整性下降、脑白质体积减少，并进一步导致脑部各个区域信息检索及反应时间延长。其实从 20 岁开始，中枢神经系统的传导速度就以每年数毫秒的速度开始下降[5-7]。尽管正常衰老过程中也会出现一些特定部位的脑萎缩，但在阿尔茨海默病中，脑萎缩的部位却存在一定的特点，且并非完全随机发生。阿尔茨海默病的脑萎缩进展缓慢，通常从内嗅皮质和海马开始，然后扩展至相关区域如内侧顶叶、外侧颞叶、额叶，最终累及全皮质，其脑萎缩发生的规律可用于评估阿尔茨海默病发生的风险[8]。

研究者在探究了轴突和突触在衰老过程中的变化后，提出了“后进先出”的假说，该假说推测在神经系统发育过程中后发育分化的区域髓鞘更薄，在衰老的过程中最早开始退化[7]。初级运动区域和视觉区域在神经发育过程中最早形成髓鞘，所以相关功能在正常衰老中得到了保留。额颞区的髓鞘形成最晚，支配记忆、执行能力、语言能力等高级认知功能，在衰老中最早开始退化。除了结构改变外，神经递质如多巴胺等也与年龄相关。在发育较晚的区域如支配执行功能的前额叶皮质，随增龄多巴胺浓度下降、受体密度减低、载体转运能力下降亦最为显著[8-10]。

额叶主要控制决策力、注意力、多任务处理、概念驱动、演讲、表达等高级功能。正常的衰老过程中，专注于某一项任务的能力尚可以维持，但在不同任务之间快速有效转换的能力却有所下降。注意力不能集中以及在进行一项任务时仍然将另一项任务的进程暂时保留的能力下降的现象，存在于其他许多物种，提示这一变化可能是衰老的正常生理过程，有别于疾病状态[6-7]。此外，腹侧和背侧的语言处理路径是先天的，连接上颞叶皮质（Wernicke 区）和下额叶皮质（Broca 区）的部分是后天的[11-14]。衰老过程中，一些特定的语言方面的功能包括语速、词语检索能力、命名能力也有所下降。这印证了越复杂、发育越晚的区域在衰老中越容易受损，即“后进先出”原则。

颞叶对维持记忆力及空间导航能力非常重要，在衰老过程中上述能力均有所下降。研究显示，正常个体 40 岁以后海马体积将以每年 2%的速度下降[8]。空间导航能力在 60 岁以后下降明显，70 岁以后进一步加重[15]。环境参照导航是指以“世界为中心”的空间信息处理过程，需要个体根据远处地标建筑构建空间地图，该定位能力主要依靠内颞叶结构，特别是海马功能，在健康老年人中，环境参照导航能力减退。相反，自我参照导航是“自我为中心”的空间信息处理过程，即个体以自我为中心，判断事物的距离和方向的能力，自我参照导航功能依赖于顶叶。在正常衰老过程中，该功能不受影响，而环境参照导航能力则会一定程度下降[16]。环境参照导航能力减退可能导致健康老年人更愿意在熟悉的环境中活动而不愿意接触新环境。与定位能力的变化相似，记忆也有不同的模式，在海马衰老过程中变化程度亦不相同。情景记忆是对个人经历的事件进行有意识的回忆过程，随着年龄的增长，情景记忆能力逐渐减退。语义记忆是对事实、意义、概念以及基本知识的相关记忆，在衰老中受影响较小。而物理记忆能力，如吉他弹奏或编织技艺，受年龄影响最小[17]。

与额叶和颞叶在衰老中的改变不同，顶叶的结构和功能保存相对完整。顶叶功能主要涉及感知觉、本体感觉、书写、口头语言等。目前研究认为正常老年人不会出现顶叶的脑白质病。一项基于社区老年人群的大型队列研究发现，顶叶的脑白质病可用于预测阿尔茨海默病的发生，并且该预测作用不受海马体积的影响。实际上，顶叶正是最早发现淀粉样物质沉积的病理改变和 APOE-ε4 基因的部位，而 APOE-ε4 基因是迟发型阿尔茨海默病最强大的遗传危险因素[18]。

随着年龄的增长，运动皮质和小脑同样发生着改变，主要影响运动、步态和平衡功能。70 岁以后，肌肉的力量以每年 3%的速度下降，与之相匹配的是，65 岁以后，运动前皮质神经元细胞的体积下降 43%。与青年人群相比，运动皮质的谷氨酸盐的浓度也更低[19]。衰老过程中很多区域神经元的数目可以基本维持稳定，而小脑的神经元数目随着年龄增长则明显下降。研究发现，在 40～90 岁，小脑的浦肯野细胞数目平均下降 30%～40%。运动神经元下降及小脑萎缩与年龄相关的运动能力下降相关，主要包括协调性下降、运动的不稳定性增加、处理和反应时间延长、步速下降等[20-23]。

哪些措施对于维持正常衰老有效?

运动

多项研究证实，运动有助于维持认知功能正常甚至改善认知减退。在记忆力下降或存在轻度认知功能障碍的受试者中，中等强度的锻炼可提高认知功能评估的得分。随机研究亦证实力量训练有助于提高执行功能，这一作用在女性人群中尤为显著[24-27]。此外，中年时期非工作时间仍保持一定的活动量有助于降低后期发生认知功能障碍的风险，这一点非常重要，因此应该鼓励各个年龄层人群保持一定的体力活动[28]。一项关于太极和认知功能的系统性回顾发现，经过锻炼后，认知功能正常的人群执行能力有所改善，而认知功能减退的人群，整体的认知功能均有所提升［简易精神状态检查表（MMSE）评估］。与其他一些更为激烈的运动相比，这种优势依然存在。不良反应方面，即使是对于一些相对脆弱的人群，太极的风险也相当低。推测太极对认知功能的改善作用主要涉及以下几个方面：太极是一项中等程度的有氧运动（与快走相当），有助于提高锻炼者的灵敏度和灵活性；太极涉及学习、记忆；要求训练者集中注意力、在不同任务间转换；锻炼同时处理多项任务的能力。它是一段沉思及放松的过程。太极培训班为训练者提供的社会支持可能有助于改善认知功能[29]。

饮食

既往的随机对照研究发现地中海饮食有助于提升心血管健康，近期研究还发现，地中海饮食对认知功能亦有好处。一项针对平均年龄 66 岁、认知功能正常的西班牙人的研究发现，与对照组单纯推荐减少脂质摄入相比，饮食中补充橄榄油或坚果有助于提升听力及词语学习、执行能力。流行病学研究结果也有力地支持了地中海饮食的优势[30]。分别于 2013 年和 2014 年发表的两篇独立的系统回顾发现，坚持地中海饮食者（依从性最好与依从性最差相比）可减少 33％～40％阿尔茨海默病发生的风险，降低 27％轻度认知功能障碍的风险。地中海饮食的评分每增加一个单位（数值范围 1～9），轻度认知功能障碍向阿尔茨海默病转化的风险降低 11％[31-32]。据推测，地中海饮食的优势在于降低了冠心病、高血压、糖尿病、高脂血症、代谢性疾病的风险，而心血管、代谢性疾病正是认知功能障碍发生的危险因素，通过降低上述危险因素，从而降低认知功能障碍的风险[33-36]。同时，地中海饮食可以降低 C 反应蛋白水平，后者与认知功能减退相关[37-38]。2014 年发表的两项队列研究（来自于犹他州 Cache 县的记忆与衰老项目）证实地中海饮食可以降低认知功能减退发生的风险，并为阻止高血压的膳食模式（Dietary Approaches to Stop Hypertension，DASH）在减少认知功能减退方面的作用提供了证据支持[39-40]。综上所述，大量研究为坚持地中海、DASH 饮食以减少认知功能减退的发生提供了证据。

认知训练

目前规模最大的关于认知训练对认知功能改善的随机对照研究（针对独立生活的健康老人的高级认知训练研究，或 ACTIVE 研究，有 2832 位受试者）将受试者分为四组，包括试验组和对照组，对照组不接受认知训练，试验组分别接受10～14周记忆力、推理能力、信息处理能力的训练，并连续随访10年。结果显示认知训练可以延缓认知功能的减退，其中信息处理能力训练组效果最为显著[41-42]。其他小型研究尚未得出一致的结果[43]。整体而言，认知训练对认知功能的改善作用并不显著，但因认知训练可通过认知治疗或网上资源获取，来源广泛，使得我们可以轻易地将认知训练纳入到日常脑保护的活动方案中。

创造性活动

一项由166位健康老人参与的研究显示创造性活动（如合唱队）可减少就诊次数、药物使用以及跌倒的风险，并提升受试者的情绪状态，减少孤独感，使参与者保持一定的活动量[44]。另一个相对小型的针对社区人群的研究将人群分为戏剧组、视觉艺术组和对照组，发现戏剧组在回忆及解决问题的能力方面有所改善[45]。对创造性事物的追求过程会鼓励个体积极参加社交活动。而大型观察性研究发现，社交活动有助于保持记忆力正常[46-47]。一项纳入了119名受试者的研究将参与者分为运动加音乐组、单独运动组以及对照组，发现接受运动及音乐训练的受试者在认知功能方面的表现较其他两组均更优秀[48]。因此，在认知功能改善方面，舞蹈可能优于单纯散步，学习一个新的乐器可能比基于电脑进行的认知训练效果更为显著。

睡眠

老年人睡眠障碍可能与痴呆及认知功能减退有关。因β淀粉样物质产生过多和（或）清除减少均可导致脑间隙β淀粉样物质过度沉积。脑间质及脑脊液中β淀粉样物质的浓度因个体清醒或睡眠状态不同而有所波动。这提示睡眠-清醒的模式影响着β淀粉样物质的浓度。最近针对啮齿类动物的研究发现睡眠影响脑细胞的结构，对β淀粉样物质的清除非常重要，提示睡眠有助于分解清醒状态时产生、积聚的代谢废物。如果人类的研究中得出类似的结果，则睡眠的长度和质量将成为可以调整的危险因素之一，提高睡眠质量、维持健康睡眠模式的干预措施可能有助于预防或延缓阿尔茨海默病的发生[49]。

为患者提供正常认知衰老的咨询

在本章伊始提到的美国国家科学院医学研究所的报告中，鼓励临床医师完善以下事项：

1. 排查认知功能减退的危险因素，为患者制订降低危险因素的干预措施，并仔细核对患者的用药，重点关注已知的影响认知功能的药物。

2. 为患者和家属提供正常认知衰老（有别于痴呆）方面的信息，并推荐一些他们能做到的措施以维持认知功能正常，防止认知功能减退。

3. 鼓励患者和家属谈论他们关于认知方面的疑虑[3]。

指导患者调整生活方式，尤其是上文提到的方方面面，以减少认知功能减退的危险因素，应该成为老年患者医疗护理的常规。此外，应定期回顾患者的用药，尽量精简药物的使用。当患者注意到他们认知的改变时，正确识别认知的变化是否正常非常重要。以下几点简便实用的原则有助于识别认知功能的变化是否正常：

- 正常衰老可出现脑白质萎缩。
- 发生在阿尔茨海默病患者的脑萎缩特点与正常衰老不同。
- 正常衰老可以出现下列功能减退（日常生活能力不受影响）
  —同时处理多项任务的能力
  —语速
  —词语检索能力
  —命名能力
  —环境参照导航能力
  —情景记忆
  —运动协调性
  —运动反应时间
  —平衡和步态
- 下列功能减退可能与痴呆相关，正常老年人不会出现
  —视觉-运动功能
  —自我参照导航能力
  —语义记忆能力
  —物理记忆能力
  —感知觉及本体感觉
  —书面/口头理解能力

临床医师在医疗过程中经常会犹豫是否打开认知功能的“黑匣子”，但研究显示大部分老年人很关注他们的认知功能是否正常[50]。一项筛选研究发现，患者反映他们对记忆力评估并没有顾虑，甚至很高兴完成记忆力测评[51]。阿尔茨海默病协会和其他疾病的协会均推荐早期诊断、干预认知功能障碍，以确保痴呆患者得到最佳的医疗服务。尽管目前为止，还没有研究给出最佳的告知痴呆诊断的方案，对于造成困扰的进一步干预方案如职业为司机的人群是否从岗位上退休或寻求记忆保健机构的帮助也没有定论。我们仍推荐按以下步骤告知患者疾病的相关信息（即 SPIKES 方案）[52-53]。

1. S——setting，安排好就诊的事项。确保必要的人参与到诊室的沟通

中。必要的人包括患者的配偶以及照顾患者的亲友，来访的时间可能需要与认知功能评估的时间分开，以保证重要的家庭成员均出席。

2. P——perception，评估患者的观察、理解能力。从询问患者对自己记忆力情况的评估、是否在生活中的复杂任务（如驾驶）中遇到困难开始。如果患者同意，可以询问家属患者的理解能力。多问开放式问题，同时询问患者和家属对未来的预后想要了解到什么程度。

3. I——invitation，获得患者的认可和信任。如果在评估认知功能的过程中发现了问题，而且可以将问题描述清楚，尽量向患者获取相关信息。告知患者轻度认知功能障碍或痴呆的诊断过程中，越专业越好（如阿尔茨海默病、路易体病），如果患者需要考虑，就暂停解释。与告知肿瘤的诊断过程相似。

4. K——knowledge，给患者足够的知识与信息。如果患者愿意，给他们提供尽量多的关于症状、预后的信息（行为方面的症状，如最后将丧失吞咽及行走的能力等）。反复确定患者是否理解，根据患者对未来的预期确定大体讨论的内容。这部分信息可能需要患者和家属反复几次就诊以确保他们完全理解。

5. E——emotion，以同情心平复患者的情绪。认识到患者的情绪反应后，向患者点明（如告诉患者：听到这个诊断，您肯定觉得很惊慌）。对患者严重的疾病报以同情。向患者和家属表示支持，并在疾病的各个阶段持续给予患者沟通与关注。

6. S——strategy and summary，策略和总结。系统回顾制订的干预措施，保证患者拥有最好的生活质量，包括本文前面提到的各种预防性措施。征求患者和家属对下一步干预措施的反馈意见，并为他们提供资源信息，如阿尔茨海默病协会（alz. org）。约定近期随访复诊的时间，进一步解决患者的问题和疑虑。

总结

目前并不能完全防止阿尔茨海默病和相关痴呆的发生，但是，预测只要将发病时间推迟 5 年，即可降低 50%的花销和投入。健康的生活方式有助于维持认知功能正常，并且对所有年龄层的人群都很重要。运动、健康饮食、认知锻炼、参与创造性活动以及健康的睡眠，均有希望降低认知功能减退发生的风险，然而目前能坚持定期做到这些的老年人非常少。为患者提供专业的建议，并提供相关支持以促进患者采取健康的生活方式，将对患者、家属、护理人员以及全社会产生巨大的影响。

关键点

1. 虽然药物和营养物质补充在防止认知功能减退的发生上没有取得显著效果，但生活方式的调整，如健康的饮食、运动、创造性活动、认知训练和健康的睡眠则可能有助于改善认知功能减退。
2. 随机对照试验发现地中海饮食可以改善心血管健康状况，近期研究发现地中海饮食对认知功能亦有相似的作用。
3. 中年时期在非工作时间保持一定的运动量有助于降低后期发生认知功能减退的风险，应鼓励各个年龄段人群积极运动。
4. 关于太极和认知功能的系统回顾发现，正常人群经过太极训练后执行能力得到一定的改善，而认知功能减退的人群经过训练后，认知功能得到了全面的提升。
5. 认知功能训练可延缓认知功能减退的发生，其中信息处理的训练对认知功能影响最大。
6. 参与创造性活动，鼓励患者积极参加社交活动，大规模研究显示社交活动有助于维持记忆力正常。
7. 睡眠时间长短和质量是影响认知功能障碍发生的可控危险因素，改善睡眠时间、睡眠质量的干预措施可能有助于防止、延缓认知功能减退的发生。
8. 虽然目前尚没有研究确定最优的方式用于告知记忆力丧失的诊断，分步进行（建立模型后的 SPIKES 方法）可用于指导与患者讨论病情的过程。

参考文献

1. Cheng G, Huang C, Deng H, Wang H. Diabetes as a risk factor for dementia and mild cognitive impairment: a meta-analysis of longitudinal studies. Intern Med J. 2012;42(5):484–91.
2. Alzheimer's Association. 2015 Alzheimer's disease facts and figures. Alzheimers Dement. 2015;11(3)332.
3. IOM (Institute of Medicine). 2015. Cognitive aging: Progress in understanding and opportunities for action. Washington, DC: The National Academies Press.
4. Guttmann CR, Jolesz FA, Kikinis R, Killiany RJ, Moss MB, Sandor T, et al. White matter changes with normal aging. Neurology. 1998;50(4):972–8.
5. Buckner RL. Memory and executive function in aging and AD: multiple factors that cause decline and reserve factors that compensate. Neuron. 2004;44(1):195–208.
6. Cabeza R, Dennis NA. Frontal lobes and aging: deterioration and compensation. In: Stuss DT, Knight RT, editors. Principles of frontal lobe function. 2nd ed. New York: Oxford University Press; 2013.
7. Bloom FE, Beal MF, Kupfer DJ, editors. The Dana guide to brain health: a practical family reference from medical experts. New York: Dana Press; 2006.

8. Fjell AM, McEvoy L, Holland D, Dale AM, Walhovd KB, Alzheimer's Disease Neuroimaging Initiative. What is normal in normal aging? Effects of aging, amyloid and Alzheimer's disease on the cerebral cortex and the hippocampus. Prog Neurobiol. 2014;117:20–40.
9. Vanguilder HD, Freeman WM. The hippocampal neuroproteome with aging and cognitive decline: past progress and future directions. Front Aging Neurosci. 2011;3:8.
10. Khan ZU, Martin-Montanez E, Navarro-Lobato I, Muly EC. Memory deficits in aging and neurological diseases. Prog Mol Biol Transl Sci. 2014;122:1–29.
11. Bidelman GM, Villafuerte JW, Moreno S, Alain C. Age-related changes in the subcortical-cortical encoding and categorical perception of speech. Neurobiol Aging. 2014;35(11):2526–40.
12. McDowd J, Hoffman L, Rozek E, Lyons KE, Pahwa R, Burns J, et al. Understanding verbal fluency in healthy aging, Alzheimer's disease, and Parkinson's disease. Neuropsychology. 2011;25(2):210–25.
13. Shafto MA, Tyler LK. Language in the aging brain: the network dynamics of cognitive decline and preservation. Science. 2014;346(6209):583–7.
14. Yang Y, Dai B, Howell P, Wang X, Li K, Lu C. White and grey matter changes in the language network during healthy aging. PLoS One. 2014;9(9):e108077.
15. Barrash J. A historical review of topographical disorientation and its neuroanatomical correlates. J Clin Exp Neuropsychol. 1998;20(6):807–27.
16. Gazova I, Laczo J, Rubinova E, Mokrisova I, Hyncicova E, Andel R, et al. Spatial navigation in young versus older adults. Front Aging Neurosci. 2013;5:94.
17. Park DC, Smith AD, Lautenschlager G, Earles JL, Frieske D, Zwahr M, et al. Mediators of long-term memory performance across the life span. Psychol Aging. 1996;11(4):621–37.
18. Brickman AM, Zahodne LB, Guzman VA, Narkhede A, Meier IB, Griffith EY, et al. Reconsidering harbingers of dementia: progression of parietal lobe white matter hyperintensities predicts Alzheimer's disease incidence. Neurobiol Aging. 2015;36(1):27–32.
19. Boisgontier MP. Motor aging results from cerebellar neuron death. Trends Neurosci. 2015;38(3):127–8.
20. Bernard JA, Seidler RD. Moving forward: age effects on the cerebellum underlie cognitive and motor declines. Neurosci Biobehav Rev. 2014;42:193–207.
21. Clark BC, Taylor JL. Age-related changes in motor cortical properties and voluntary activation of skeletal muscle. Curr Aging Sci. 2011;4(3):192–9.
22. Nadkarni NK, Nunley KA, Aizenstein H, Harris TB, Yaffe K, Satterfield S, et al. Association between cerebellar gray matter volumes, gait speed, and information-processing ability in older adults enrolled in the Health ABC study. J Gerontol A Biol Sci Med Sci. 2014;69(8):996–1003.
23. Seidler RD, Bernard JA, Burutolu TB, Fling BW, Gordon MT, Gwin JT, et al. Motor control and aging: links to age-related brain structural, functional, and biochemical effects. Neurosci Biobehav Rev. 2010;34(5):721–33.
24. Porto FH, Coutinho AM, Pinto AL, Gualano B, Duran FL, Prando S, et al. Effects of aerobic training on cognition and brain glucose metabolism in subjects with mild cognitive impairment. J Alzheimers Dis. 2015;46:747–60.
25. Liu-Ambrose T, Nagamatsu LS, Graf P, Beattie BL, Ashe MC, Handy TC. Resistance training and executive functions: a 12-month randomized controlled trial. Arch Intern Med. 2010;170(2):170–8.
26. Lautenschlager NT, Cox KL, Flicker L, Foster JK, van Bockxmeer FM, Xiao J, et al. Effect of physical activity on cognitive function in older adults at risk for Alzheimer disease: a randomized trial. JAMA. 2008;300(9):1027–37.
27. Baker LD, Frank LL, Foster-Schubert K, Green PS, Wilkinson CW, McTiernan A, et al. Effects of aerobic exercise on mild cognitive impairment: a controlled trial. Arch Neurol. 2010;67(1):71–9.
28. Rovio S, Kareholt I, Helkala EL, Viitanen M, Winblad B, Tuomilehto J, et al. Leisure-time

physical activity at midlife and the risk of dementia and Alzheimer's disease. Lancet Neurol. 2005;4(11):705–11.
29. Wayne PM, Walsh JN, Taylor-Piliae RE, Wells RE, Papp KV, Donovan NJ, et al. Effect of tai chi on cognitive performance in older adults: systematic review and meta-analysis. J Am Geriatr Soc. 2014;62(1):25–39.
30. Valls-Pedret C, Sala-Vila A, Serra-Mir M, Corella D, de la Torre R, Martinez-Gonzalez MA, et al. Mediterranean diet and age-related cognitive decline: a randomized clinical trial. JAMA Intern Med. 2015;175:1094–103.
31. Lourida I, Soni M, Thompson-Coon J, Purandare N, Lang IA, Ukoumunne OC, et al. Mediterranean diet, cognitive function, and dementia: a systematic review. Epidemiology. 2013;24(4):479–89.
32. Singh B, Parsaik AK, Mielke MM, Erwin PJ, Knopman DS, Petersen RC, et al. Association of Mediterranean diet with mild cognitive impairment and Alzheimer's disease: a systematic review and meta-analysis. J Alzheimers Dis. 2014;39(2):271–82.
33. Martinez-Gonzalez MA, de la Fuente-Arrillaga C, Nunez-Cordoba JM, Basterra-Gortari FJ, Beunza JJ, Vazquez Z, et al. Adherence to Mediterranean diet and risk of developing diabetes: prospective cohort study. BMJ. 2008;336(7657):1348–51.
34. Stampfer MJ, Hu FB, Manson JE, Rimm EB, Willett WC. Primary prevention of coronary heart disease in women through diet and lifestyle. N Engl J Med. 2000;343(1):16–22.
35. Panagiotakos DB, Pitsavos CH, Chrysohoou C, Skoumas J, Papadimitriou L, Stefanadis C, et al. Status and management of hypertension in Greece: role of the adoption of a Mediterranean diet: the Attica study. J Hypertens. 2003;21(8):1483–9.
36. Esposito K, Ciotola M, Giugliano D. Mediterranean diet and the metabolic syndrome. Mol Nutr Food Res. 2007;51(10):1268–74.
37. Kuo HK, Yen CJ, Chang CH, Kuo CK, Chen JH, Sorond F. Relation of C-reactive protein to stroke, cognitive disorders, and depression in the general population: systematic review and meta-analysis. Lancet Neurol. 2005;4(6):371–80.
38. Chrysohoou C, Panagiotakos DB, Pitsavos C, Das UN, Stefanadis C. Adherence to the Mediterranean diet attenuates inflammation and coagulation process in healthy adults: the ATTICA Study. J Am Coll Cardiol. 2004;44(1):152–8.
39. Tangney CC, Li H, Wang Y, Barnes L, Schneider JA, Bennett DA, et al. Relation of DASH- and Mediterranean-like dietary patterns to cognitive decline in older persons. Neurology. 2014;83(16):1410–6.
40. Wengreen H, Munger RG, Cutler A, Quach A, Bowles A, Corcoran C, et al. Prospective study of Dietary Approaches to Stop Hypertension- and Mediterranean-style dietary patterns and age-related cognitive change: the Cache County Study on Memory, Health and Aging. Am J Clin Nutr. 2013;98(5):1263–71.
41. Ball K, Berch DB, Helmers KF, Jobe JB, Leveck MD, Marsiske M, et al. Effects of cognitive training interventions with older adults: a randomized controlled trial. JAMA. 2002; 288(18):2271–81.
42. Rebok GW, Ball K, Guey LT, Jones RN, Kim HY, King JW, et al. Ten-year effects of the advanced cognitive training for independent and vital elderly cognitive training trial on cognition and everyday functioning in older adults. J Am Geriatr Soc. 2014;62(1):16–24.
43. Papp KV, Walsh SJ, Snyder PJ. Immediate and delayed effects of cognitive interventions in healthy elderly: a review of current literature and future directions. Alzheimers Dement. 2009;5(1):50–60.
44. Cohen GD, Perlstein S, Chapline J, Kelly J, Firth KM, Simmens S. The impact of professionally conducted cultural programs on the physical health, mental health, and social functioning of older adults. Gerontologist. 2006;46(6):726–34.
45. Noice H, Noice T, Staines G. A short-term intervention to enhance cognitive and affective functioning in older adults. J Aging Health. 2004;16(4):562–85.
46. Ertel KA, Glymour MM, Berkman LF. Effects of social integration on preserving memory

function in a nationally representative US elderly population. Am J Public Health. 2008;98(7):1215–20.

47. James BD, Wilson RS, Barnes LL, Bennett DA. Late-life social activity and cognitive decline in old age. J Int Neuropsychol Soc. 2011;17(6):998–1005.
48. Satoh M, Ogawa J, Tokita T, Nakaguchi N, Nakao K, Kida H, et al. The effects of physical exercise with music on cognitive function of elderly people: Mihama-Kiho project. PLoS One. 2014;9(4):e95230.
49. Ju YE, McLeland JS, Toedebusch CD, Xiong C, Fagan AM, Duntley SP, et al. Sleep quality and preclinical Alzheimer disease. JAMA Neurol. 2013;70(5):587–93.
50. 2012 member opinion survey issue spotlight: interests & concerns. 2013. http://www.aarp.org/politics-society/advocacy/info-01-2013/interests-concerns-member-opinion-survey-issue-spotlight.html.
51. Boise L, Eckstrom E, Fagnan L, King A, Goubaud M, Buckley DI, et al. The rural older adult memory (ROAM) study: a practice-based intervention to improve dementia screening and diagnosis. J Am Board Fam Med. 2010;23(4):486–98.
52. Baile WF, Buckman R, Lenzi R, Glober G, Beale EA, Kudelka AP. SPIKES-A six-step protocol for delivering bad news: application to the patient with cancer. Oncologist. 2000;5(4):302–11.
53. Buckman RA. Breaking bad news: the S-P-I-K-E-S strategy. Commun Oncol. 2005;2:138–42.

加强对高成本、高需求患者的医疗服务 2

Melissa Dattalo, Stephanie Nothelle, Elizabeth N. Chapman
（姜 娟 谭江 译 褚琳 校）

患者特蕾莎，女性，65 岁，患有 2 型糖尿病，并发糖尿病神经病变和肾脏病变，目前使用胰岛素控制血糖。同时还合并有充血性心力衰竭、高血压、血脂异常、慢性肾脏疾病 3 期、阻塞性睡眠呼吸暂停和抑郁症等疾病。本次因慢性收缩性心力衰竭急性失代偿入院。入院前 1 周内，特蕾莎体重增加了 20 磅（约 9 kg），下肢水肿伴疼痛，存在渗液性伤口。入院时糖化血红蛋白高达 13.6%。其胰岛素已经用完，且漏服降压药数次。由于最近刚搬过来与她的妹妹住在一起，在本地医疗系统并无其就诊记录。在之前居住地，特蕾莎每天要服用 12 种处方药，并规律地就诊于 4 位专家，过去一年内还因“气短”住院治疗 3 次。

特蕾莎是一个难以管理自己患有的多种慢性疾病（multiple chronic conditions，MCC）的老年人，由此导致频繁的住院和急诊科（emergency department，ED）就诊。临床医生们经常在医院和诊所遇到此类多种慢性疾病导致复杂治疗的患者。这些高成本、高需求的患者仅是美国人口的一小部分，但他们占用了大部分的医疗支出。即便如此，像特蕾莎这样的患者依然经常得不到最佳的医疗服务来满足他们的全面需求。MCC 患者的需求、日常功能受限、复杂的社会挑战往往与我们分散的、以疾病为中心的医疗体系不匹配。本章将描述高成本、高需求患者的特点，强调医疗改革会提供新的机会来改善他们的治疗，也会对基于循证医学提出的可以更好满足这类患者复杂需求的医疗模式进行概述。

定义高成本、高需求人群

尽管临床医生经常会遇到特蕾莎这样的患者，但如何定义这个弱势人群尚未达成共识，关于这部分人群的研究也相对较少。患者自身不太可能用现有的词语来自我定义，通常用于描述这类人群的名词包括“高使用者”“超级使用者”以及最近的“高成本、高需求患者”等[1]。从不同角度来看定义也有所不同，定性描述如医疗保险和医疗补助服务中心（Centers for

Medicare&Medicaid Services，CMS）将其定义为“存在复杂、未解决的健康问题并经常就医的人”[1]，从统计学的角度则定义为在使用医疗服务方面高于普通人群两个标准差的人群[2]。随着以住院支出为主的国家医疗支出持续飙升，关于该群体的定义也越来越多地围绕支出问题展开。

不管是使用文字还是数字来描述这一群体，识别出来的患者在医学和社会层面上均非常复杂。医疗研究和质量机构（Agency for Healthcare Research and Quality，AHRQ）将“复杂性”定义为患者的需求与其在医疗系统和社区中可获得服务之间的不匹配程度[3]。该定义能解释有复杂健康需求的患者频繁住院潜在的原因。一方面，仅仅根据医疗资源的消费来定义“高使用”个体这一情况忽视了患者未能满足的需求；另一方面，由于个体需求有所不同，如果仅仅侧重于此，就会无法识别这些人所揭示的系统层面的挑战和机会。因此，在本章中，我们将使用“高成本、高需求患者”来强调这一患者群体的复杂需求与传统医疗系统资源之间的不匹配。

不成比例的医疗支出

医疗改革致力于以下三重目标：更好的健康、更好的医疗和更好的价值，因而一小部分人口占用了大部分医疗资源的情况受到越来越多的重视[4-6]。在所有年龄组中，年龄最高的5%人口占了近50%的年度医疗支出（图2.1），其中前1%就占了22%[7-8]。当大部分健康个体很少使用或不使用医疗服务时，人们可能会期望这种偏态分布，但是在（美国）国家老年人医疗保险制度（Medicare）人群中同样也存在这样的偏态分布，其中2/3的受益人患MCC[9]。在Medicare收费服务计划中，前5%的受益人就占39%的Medicare支出，而前25%的受益人共占总支出的82%[10]。

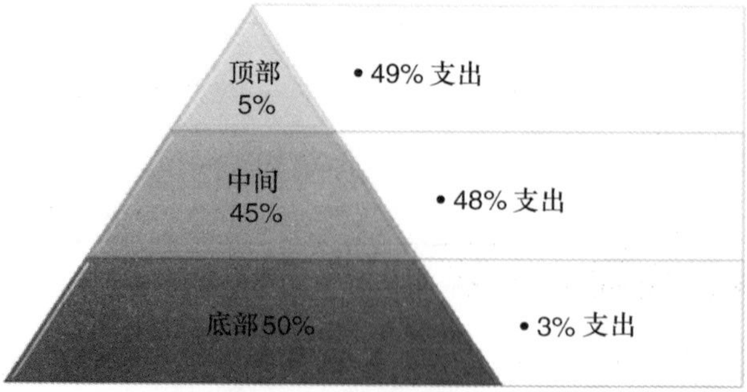

图2.1 这个金字塔代表了2002年医疗支出小组调查评估的所有年龄美国人的医疗支出分布[8]。年龄最高的5%人口占全国医疗支出的49%。（Conwell LJ，Cohen JW. Characteristics of Persons with High Medical Expenditures in the U. S. Civilian Noninstitutionalized Population，2002. Rockville，MD：Agency for Healthcare Research and Quality，2005）

随着慢性疾病的数量增加，医疗支出也在增加。在 Medicare 人群中的高成本、高需求患者是医院的常客[11]，而住院正是医疗保险支出最多的地方。14%的 Medicare 受益人患有 6 种或更多种慢性疾病，他们占了近一半的 Medicare 支出和再入院的 70%[9]。在医院之外，那些多种慢性疾病患者使用家庭健康服务更为频繁，也更频繁地到医生诊室和急诊就诊。

复杂的医疗需求

逐渐增多的慢性病与医疗支出增加密切相关。在 Medicare 支出的前 5%中，93%的人群有 3 种及 3 种以上慢性疾病[12]。某些慢性疾病，如慢性肾病、充血性心力衰竭、慢性肺病、焦虑症或抑郁症以及癌症是比较明确的再入院风险因素[10,13-15]。对于 50 岁以上的人，抑郁症和认知障碍是门诊患者发生住院事件既独立又协同的危险因素[16]。

多种慢性疾病状态不足以解释频繁住院的全部原因。2010 年，有 6 种及 6 种以上慢性疾病的 Medicare 受益人中几乎 2/5 患者无住院治疗史，约一半没有使用慢性期护理，一半以上的人尽管患多种慢性疾病，却没有进行家庭健康服务[9]。患有严重到已影响日常功能的慢性病症可能是高成本、高需求患者的核心特征之一。在 Medicare 支出的前 5%中，61%合并有 MCC 和功能受限[12]。发生功能性损害是住院的独立最高风险因素，住院治疗的风险比为 61.8（95%CI49.0～78.0），住院治疗后入住养老院的风险比为 223（95%CI138～362）[17]。同时患有慢性疾病和日常功能受限的医疗保险受益者平均医疗支出是无功能限制的 3 种慢性疾病患者的 2 倍[12]。

对于现有的旨在优化单独某个疾病治疗的医疗系统，MCC 患者往往意味着较高的医疗负担[18-19]。一种慢性疾病的指南和建议经常与另一种慢性疾病的指南和建议相冲突，使患者面临治疗方案冲突和出现并发症的风险[20]。这种分散的、以疾病为重点的系统要求患者多了解自身情况，并在专家和社区医生之间进行积极的沟通。大多数老年患者（70%）对疾病进行自我管理，几乎 40%的患者认为这种管理太过繁重和困难，以至于他们不能完成或推迟完成医生提出的健康相关的建议[21]。自我管理的困难主要来源于认知功能障碍和较低的健康认知，而基本健康认知水平低于平均值的多数是 65 岁以上老年人[22]。

虽然许多高成本、高需求的患者在更好的支持下可以实现在门诊稳定控制病情，但有些患者甚至在终末期疾病的生命最后一年也依然实现不了这一点。几乎三分之一的高成本、高需求患者是那些仅剩一年寿命的人[23]。医疗支出随着患者临近生命尽头而增加[24]，Medicare 受益人在生命最后一年的医疗支出占 Medicare 总支出的 25%，而最后一年的这些支出中 30%发生于最后一个月[25]。随着时间的推移，患者在生命最后的3个月有更频繁住院的趋势，与之相伴的是更多的重症监护治疗病房死亡病例和同时增加的医疗保险临终关怀支出[26-28]。尽管存在这样生命最后一年医疗保险使用较多的情况，Medicare占每年财政支出的比例一直是5%[23,28]。也有一些证据表明入院时处于临终状态的患者急症护理利用率较低[29]，而且在急诊住院时死亡的可能性较小[27]，但是许多临终关怀服务成本节约的研究显示出混杂的结果[25,30-32]。

复杂的社会需求

因备受丈夫虐待，所以特蕾莎搬来与她的妹妹住在一起。她仅有的东西就是一个手提袋和几个药瓶。从那以后，她没有钱来支付她的医疗处方，也不能在一名新的社区医生那里建档。她可以用Medicare A* 部分来支付住院费用，但由于没有注册Medicare B* 部分，她不能报销在门诊看病时的支出。她也考虑过加入Medicare D* 部分进行处方药覆盖，但发现文书工作非常麻烦并且手续费太贵了。她有高中文凭，但阅读能力很差。

在以前住院时，特蕾莎的出院记录上医生总是建议她每天记录体重，测四次血糖，并吃限制为“2 g钠”的特殊“糖尿病饮食”。她甚至没有一个秤，生活也未严格遵从饮食建议，现在是由她妹妹烹饪就更难实现这一点了。她私自减少了血糖测试以节省昂贵的血糖仪试纸。她担心再次发生低血糖事件，因而经常减少胰岛素剂量。由于害怕被医生批评不遵医嘱，在出院后她也不去诊所随访。

尽管可以预测医学层面复杂的患者会有一些迥然不同的医疗支出，但使用医疗系统的困难和对决定健康的社会因素关注不足可能会增加医疗需求，并且导致更高的医院使用率[1,33]。与高成本、高需求群体相关的社会和系统性因素包括低收入、少数民族、有童年创伤史及难以获得社区医疗[10,15,34-35]。特别是在Medicare受益人中，除了有新的或未满足的功能需求、缺乏自我管理技能、受教育水平有限以及对社区医生不甚满意外，独居也一直是再入院风险的强有力的预测指标[36-37]。

---

* 译者注：美国Medicare包括四部分，分别为①Part A（Hospital insurance），主要覆盖医院提供的服务，包括住院、专业护理机构服务、家庭护理服务、临终关怀等；②Part B（Medical insurance），主要覆盖A部分之外的一些服务，包括医院的门诊服务、救护车、X线、实验室检验、透析、门诊手术、化疗、激素治疗、流感和肺炎疫苗等；③Part C（Medicare Advantage plans），是由私人保险公司运营的健康保险计划，除了A和B部分的基本服务以及处方药外，还可提供部分增值服务如眼科、牙科及耳科等；④Part D（prescription drug plans），是对于参加Medicare受益人进行处方药补贴的社会保障措施

个人因素和目标也可能会影响就医模式。如同社区医生-患者关系以及在社区医生那里接受的护理质量的感受一样，积极护理的要求已被确定为未来医院使用情况的强大预测因素[38]。对高成本、高需求患者访谈的定性分析强调了这些个人对他们自己护理的一些看法。一些患者表示，童年创伤史会导致他们成年后与医生的互动障碍，而其中社区医生的关怀与他们的健康最为息息相关[35]。当患者认为症状与社区医疗治疗不良有关，或社区医疗无效时会直接选择急诊治疗[39]。

高成本、高需求患者复杂的医疗、社会和功能需求，不仅是对我们当前医疗系统的挑战，同时也是改进的机会。更多关注患者的疾病及其可用资源，可以让我们根据个体需要更好地进行服务。

临床医生提供的住院风险预测模型

特蕾莎的年龄、过去一年的住院史和她的多疾病状态，适合推荐加入医院的延续性护理计划。社会工作者会评估她的经济困难，并帮助她获得社区医疗。她的阅读水平估计低于八年级（译者注：相当于国内初二～初三水平），向她发放针对低读写能力者的宣传册，使用相应简单的教学方法向她普及健康知识。医院为她提供了一个用于药物管理的盒子和一个免费的秤。一位延续性护理护士在特蕾莎离开医院后的第二天对她进行了快速的出院后随访。护士调整了她的药物，强化了在医院开始的关于糖尿病和心力衰竭管理的宣教，并且当发现她的空腹血糖＞400 mg/dl（约为 22.2 mmol/L）时帮助她电话呼叫她的社区医生，安排对其进行紧急家访。

对大多数人而言，在其整个生命中医疗资源的使用不是固定的，并且通常在医疗和社会心理需求超过传统医疗系统的容纳能力时，才开始高度利用医疗资源。研究人员已经开始探索如何预测哪些个体将达到这个阈值，但总的来说，风险预测模型在预测再入院时就显得相形见绌了。大多数风险预测模型考虑了过去的医疗保险支出情况和并发症，然而由于医疗文件中记录的缺乏，疾病严重性、患者总体功能、决定健康的社会因素等标志性信息很少被记录到[40]。

再入院概率（P_{ra}）评分是一个用于评估患者 4 年内再住院率的预测模型。它主要通过医疗变量、人口统计数据、当前医疗资源使用情况和非医疗因素（如自我评估的健康状况和非正式护理人员的存在）等进行综合评分[41]。P_{ra} 自 1995 年发表以来，已在多个案例中得到验证，这些验证的汇总结果显示，该评分对于预测老年患者是否会频繁入院具有高度特异性。然而，其识别那些高风险再入院人群的敏感性是有限的，并且它可能遗漏那些缺乏调查问卷中提到的特定风险因素的高风险个体[42]。

由于调查结果反馈较少，且那些再入院风险最高的患者可能不太容易完成问卷，因此研究人员已经开始寻求其他模型。使用医疗记录中可用的数据计算的 LACE 指数可以预测当前住院患者的计划外再入院率和死亡率，使医生在再入院循环开始之前可以进行针对性干预。该指数依赖于四个关键变量：住院时间、入院病情危重程度、合并症状况和急诊就诊情况[43-44]。

除了与住院相关的个人社会经济风险因素外，最近研究表明生活环境贫困和患者 30 天内再入院率之间有密切关系[45]。区域剥夺指数（Area Deprivation Index）是基于国家人口普查数据的社区一级社会经济不利因素的衡量指标，在控制患者和医院特征之后该数据可独立预测再入院率。威斯康星大学健康创新计划维护着一个公开可用的工具网站（www.HIPxChange.org/ADI），临床医生可以在那里通过输入其邮政编码来查找与任何患者相关的区域剥夺指数[45]。

医疗改革影响住院患者治疗

住院患者已经成为鼓励减少医疗支出的目标人群，因为高成本、高需求的患者通过住院治疗产生了大部分支出。作为平价医疗法（Affordable Care Act，ACA）的一部分，减少再入院计划对 30 天内再入院率高于国家基准的医院进行处罚，而不考虑该患者再入院是否可预防。高于平均水平的医院将受到 2015 年总报销额的 3%的罚款。当该罚款比例推广至全美国时，在计划实施的第一年期间经济处罚大约为 2.8 亿美元[9]。这些财政激励措施使医院更加注重预防再入院，从而使医院向高成本、高需求的患者投入一些新资源。

基于医院的干预以减少患者 30 天内的再入院

出院后，从医院到家庭的过渡对于病情不稳定的患者来说可能是危险的时间段。当患者从医院回归家庭时，对其进行协调护理可以确保患者的安全，并使医院避免财政处罚。虽然医疗延续性服务干预措施的范围和强度各不相同，但能够持续降低患者短期再住院率。延续性护理干预（Care Transitions Intervention，CTI）是一个适合多种情况的成功的医疗延续服务模式。它由作为延续性护理教练的注册护士提供的四个主要内容组成：①通过个人健康记录改善沟通；②协同用药和自我管理辅导；③患者预定的后续预约；④让患者了解病情恶化的表现及如何应对[46]。CTI 减少了曾经入院的 65 岁及以上社区居住患者的再入院率及医疗费用支出[47]。CTI 主要由注册护士在家访期间提供，由个案护理管理人员通过电话提供的 CTI 也显示能够降低再入院率[48]。

一般来说，促进患者自我护理能力的多组分干预在减少 30 天再入院率方面比没有患者或照护者参与的单组分干预更成功[49]。干预措施可以分为三类：①出院前（患者教育，协同用药，综合出院规划，出院前安排随访预约）；②出院后（后续电话随访，患者热线，增强与门诊医生沟通，适时的门诊随访和出院后的家访）；③桥接干预（过渡期训练师，从住院到门诊医生的连续性以及以患者为中心的出院指导）[50]。医院正在越来越多地组织再入院审查小组，他们提供数据来识别频繁入院的极端人群。如果患者、护理人员和医生的访谈补充了病例回顾，以便更好地理解患者在出院后面临的挑战，这样的再入院审查是最有效的[51]。再入院审查可以帮助确定系统性的护理协调缺陷，并加强高成本、高需求患者的门诊服务。

医疗改革对门诊医疗的影响

特蕾莎与她的社区医生关系牢固，她的社区医生与社工和延续性护理团队密切合作，帮助她度过出院回家这段过渡期。门诊护士经常通过电话联系特蕾莎，询问她最近的体重和血糖值。她的社区医生认真记下这些随访的数据，使用延续性护理管理（transitional care management，TCM）计费编码来增加工作的报偿。

完成为期 30 天的门诊管理且无需返院后，特蕾莎的延续性护理护士给她推荐了一个复杂案例管理项目，该项目是社区医疗的附带项目。特蕾莎的项目管理团队包括一名护士和一名社工，特蕾莎一直与他们合作。该团队曾帮助特蕾莎获得足够的医疗资源、寻找固定住所、寻找价格实惠的法律顾问帮她办理和丈夫离婚的事务、联系社区内的慢性疾病自我管理支持服务、与多位参与特蕾莎医疗的专科医生合作管理她的健康问题。特蕾莎现在的社区医生与该项目管理团队紧密合作，通过 Medicare 中新的慢性疾病护理管理（chronic care management，CCM）计费编码来获得报酬。特蕾莎已经有 3 个月未再住院治疗，并规律地去社区医生诊室就诊，并报告健康状况的改善。

除对再入院率高于预期的医院进行罚款之外，平价医疗法案（ACA）改变了医疗收费模式以激励门诊医疗的一系列改革。责任医疗组织（Accountable Care Organizations，ACO）允许医疗机构和 Medicare 共享储蓄金，以鼓励相关组织在传统付费提供的医疗服务范围之外提供新的医疗服务实施模式。ACO 的这种模式使得医疗机构愿意收治许多不能有效治疗的系统性疾病患者，减少了急症护理使用率，增加了储蓄金[52]。

除了 ACO 之外，还有最近的几项医疗改革，都为改善高成本、高需求患者的医疗服务提供了机会，将一些患者的住院医疗服务转化为门诊医疗服务。由于有 300 多万有功能障碍的老年人闭居家中[53]，Medicare 正在通过独立在家示范项目评估基于家庭的社区医疗效果。该项目选择了一些高风险的患者，他们至少有两种慢性疾病，至少有两种日常生活活动（ADL）需要协助，都在参加项目前一年内因亚急性康复治疗入院或在家中接受急性后期照护[54]。初步结果显示该项目改善了医疗服务质量，同时节省了 2 500 万美元的 Medicare 医疗保障金，每位患者平均有效节省 3070 美元[55]。甚至传统的付费补偿结构所资助的一些做法也可以通过新的 Medicare 计费编码来改善门诊医疗服务。TCM 和 CCM 计费编码为基于循证医学的协同医疗服务提供了新机遇。2016 年 Medicare 也将开始补偿临床医生，以实现医疗沟通和临终咨询[56]。

协同医疗的新激励措施

虽然未能降低再入院率的医院会被罚款，门诊治疗能通过为衰弱的患者提供协同医疗服务获得额外收入。TCM 编码 99495 和 99496 也允许医生或非医务人员，通过协助不同情况下出院的患者的治疗来获得更高报偿，包括住院、留院观察、专业护理机构、长期急性病医疗机构、康复医院或者社区精神卫生中心的部分住院治疗等情况（表 2.1）[57]。延续性护理服务应包括在出院后 2 天内与患者或患者的照护者沟通、协调用药、协同医院和社区服务，以及在出院 7 天内（99495）或 14 天内（99496）面对面探访出院患者。要满足所有这些要求颇具挑战，但如果正确执行，该支付编码带来的收入将比单独的中高强度诊室诊治产生的收入增加 15%[57]。

2015 年 1 月，Medicare 开始用 CCM 计费编码 99490 来激励一些医护管理服务。医护管理服务包括一系列的活动，通过这些活动来辅助患者及其家属应对医疗上和社会心理上的挑战，以最大限度改善医疗质量，同时减少医疗成本[58]。许多高质量的评估研究表明，医护管理干预改善了医护效果质量和生活质量，但医疗利用结果不一致[58-59]。实现了改善质量和降低成本双重目标的医护管理项目有以下几个共同特点：①选择住院风险高的患者，不包括患终末期疾病临终关怀更为有利的患者；②亲自接触患者，包括上门访视；③管理人员受过专业培训且工作量较少；④包括医生在内的多元化团队，尤其是医护管理人员可协助提供社区医疗服务实践；⑤日常看护人员参与；⑥培养患者及其家属的自我管理技能[58]。

Medicare 中的 CCM 计费编码 99490 明确了可获得该服务的患者群体，同时也为医疗服务实施提供了框架。Medicare 受益人若患有 2 种或 2 种以上可能危及生命、急性加重或功能衰退的慢性疾病[60-61]便可获得该服务。若此类患者提供接受 CCM 服务的书面同意书，每人每月可获得 20 min 以上的高质量、非面对面访视。每个月只有一个医生可以获得一个患者的慢性疾病管理计费报偿，同时费用还不能与 TCM 计费编码一起使用。这些服务给每位患者每月的补偿为 40.39 美元，因此 200 位患者参加将增加每年 10 万美元的额外收入[62-63]。随着参与的患者数量增加，该补偿机制或许可以获得足够的资金，使普通社区医疗工作者能聘请一位可以协助工作的个案护理管理人员。为了使 Medicare 支付符合 CCM 标准，每次医疗实践都要满足 CCM 的 7 个成分[60]。医疗实践本身需要随时联系医护队伍、结束后填写电子病历、与指定的医生保持联系，以及多种联系渠道（包括电话、门户网站）[60,63]。临床医师需要根据患者的环境、支持网络和治疗目标来制订综合医护计划，以满足患者医疗、认知、功能和心理方面的需求[60]。临床医师也需掌握患者慢性疾病病情、延续性护理管理，同时与家庭和社区医疗服务协作，支持患者的心理和功能需求[60,63]。旧金山加利福尼亚大学的老年病学家提出了社区医生满足 CCM 综合计划各项要求的 4 个步骤：①明确医疗和协作需求的可能性；②建立治疗目标；③评估患者医疗、功能、心理和环境方面的治疗需求；④匹配资源需求[60]。

表 2.1　Medicare 中的延续性护理管理（TCM）与慢性疾病护理管理（CCM）付费计费编码的主要需求对比

	延续性护理管理（TCM）[57]	慢性疾病护理管理（CCM）[60,63]
合格患者	从医院或医疗机构出院的患者	患有 2 种或 2 种以上可能危及生命、急性加重或功能衰退的慢性疾病
合格从业人员	医师，高级执业护士，助理医师，临床护理专家，认证助产士	医师，高级执业护士，助理医师，临床护理专家，认证助产士
所需患者同意	无	书面同意书，保存入病历
非面对面访视要求	出院后 2 个工作日内与患者或陪护人员沟通，医护管理服务	每个月不少于 20 min，由医师协助进行或在其监督下进行
其他要求	当面访视时进行药物整合	合格的电子健康档案，电子医护计划，一周 7 天每天 24 h 提供服务，延续性护理，协同医疗
补偿	2.11（99495）或 3.05（99496）相对值单位（RVU）	2015 年每位患者每月 40.39 美元

高成本、高需求患者的热点

ACO 模式的一个重要成分是“人群健康管理”或“小组管理”。人群健康可被定义为“一组个体的健康成果，包括健康成果在小组内的分布”[64]。不管该小组的人数是小到社区医疗小组，还是大到整个国家，群体水平的数据将小组内的个体根据各自需求的复杂性分层，有助于将需求与相应的服务进行匹配。ACO模式研究的一个主要领域就是更好地理解如何将最佳医疗改革与最可能受益的群体相匹配[65]。

针对住院服务利用率最高的极端人群的护理模式通常被称为“热点”。在医疗体系中使用这个术语源于Jeffrey Brenner的著作。Jeffrey Brenner医生创造了人口健康数据追踪系统，还建立了“卡姆登（Camden）医疗服务提供者联盟”，让医疗服务走出诊所，惠及新泽西州卡姆登社区的低收入患者[66]。通过地理编码患者的位置，识别出卡姆登城内的8栋大楼和无家可归者的医疗支出达1250万美元[66]。将医疗支出进行地理编码和凸显“热点”有助于明确影响患者的社会和环境因素，同时还能明确与当地居民最相关的医院使用情况。

卡姆登医疗服务提供者联盟为所有年龄阶段高成本、高需求的患者提供服务，其医疗模式的基本原理是理解离群值所反映的医院和社区系统问题相关的信息。该组织利用数据来识别和联系重置了信息系统的患者[67]。该组织建立了一种跨站点的学习协作模式，供对“热点”感兴趣的人交流学习[68]，还提供一个年度小额奖学金，资助有兴趣为本社区高成本、高需求患者服务的医学生团队[69]。美国医学院校协会（Association of American Medical Colleges，AAMC）出版了一本包涵10个步骤的《热点指南》（*Guide to Hot Spotting*），供医学生学习。其重点在于通过一系列的经验，包括到患者家中探访、与患者正常交流、陪伴患者就医、识别并协助患者应对那些影响医疗资源利用的因素，使得实习生能纵向地识别并帮助医疗资源利用率较高的患者（www.aamc.org/hotspotter）[70]。所有医务人员或实习生在相关机构的支持下都能够遵循AAMC的《热点指南》。实习生关于“热点”经验的最终目标是运用深入分析案例的学习收获，促进管理者和教育者们运用到医疗体制改革中。

多种慢性疾病患者（MCC）全面的社区医疗

老年病学医疗模式一直以来不仅研究高成本、高需求的群体，也关注MCC和（或）功能缺陷的老年群体。众所周知，Medicare受益人中MCC和功能缺陷的患者占医疗支出的比重高于只有慢性疾病的患者，老年病学医疗模式或许会为如何服务高成本、高需求患者提供一些深入的见解[12]。

几乎所有门诊老年病学医疗模式都是基于慢性疾病护理模式，该模式自2000年提出以来，已经发现许多证实能改善患者健康状态的因素[71]。慢性疾病护理模式为优化慢性疾病患者的医疗服务提供了理论框架。它要求卫生系统和社区合作建立基础设施来提供以下6个方面的支持：自我管理支持、决策支持、运行系统设计、临床信息系统、医疗机构和社区资源。这种医疗服务实施框架使得医疗系统能够提供主动的、基于团队的服务，从而帮助患者了解病情，并参与到治疗过程中来，促进医患交流，并最终改善医疗结果[72]。以患者为中心的家庭医疗（Patient-Centered Medical Home，PCMH）服务模式是一种基于慢性疾病护理模式原则的广泛传播的干预模式。PCMH 的大范围研究并未证实可以节约成本[73]，关于 PCMH 实施的一个潜在关注问题是这种干预或许目标太宽泛，而没有关注可能受益最大的高风险患者[74]。

全面社区医疗的许多重要组成部分与前文描述的 Medicare 中 CCM 计费编码所要求的医疗行为一致。多元的团队提供综合评估、制订实施基于循证医学的医疗计划、患者医护中涉及的各专科和各部门之间的交流沟通、协同延续性护理，以及联系家庭和社区内的医疗资源[75]。老年人全面医疗项目（Program of All-Inclusive Care for the Elderly，PACE）是提供此类全面社区医疗的公认的和现存已久的模式，但它要求每位患者每年从 Medicare 和医疗补助中扣除专门的资金。PACE 专门为低收入（符合医疗补助条件）、符合养老院条件但仍希望住在自己家里的患者，提供基于团队的社区医疗和社区支持。与传统医疗系统中的患者相比，PACE 的患者生存期更长、住院率和急诊就诊率更低[75-76]。

传统结构的社区医疗中，通过与老年病学多元团队共同管理模式也可以进行全面的社区医疗。用于老年人评估和护理的老年病学资源（Geriatric Resources for Assessment and Care of Elders，GRACE）是一项基于家庭的医护管理模式，在该模式中，模式外的多学科老年病学团队与之前联系好的社区医生合作，共同管理低收入老年人的医疗保健[77]。一位高级执业护士和社工团队组成一个移动小组，负责在患者、多学科老年病学团队和社区医生之间沟通。GRACE 已证实在老年高风险亚组中明显改善了医疗质量，使得住院率和急诊就诊率明显下降（$P_{ra} \geqslant 0.4$），但还未证实在低风险群体中会有成本节约[78]。目前，GRACE 和 ACO 模型一起在全国多个地方进行，专门针对 MCC 老年群体、面临社会和经济压力的群体，以及至少有 1 项功能障碍的群体，均能稳定降低这些群体的住院率和再入院率[79]。

针对老年人的社区项目

基于循证医学的干预改善了 MCC 老年患者的治疗结果，它在社区为基础的机构中传播得比在医疗体系中更快。每年约有 2 000 万美元来自“美国老年人法案（Older Americans Act）”中的联邦基金，支持基于循证医学的医疗项目，通过全国的老年人管理机构和其附属机构进行推广[80]。

在 30 多个满足美国老年人理事会最高标准[81]的以社区为基础的项目中，基于循证医学的医疗推广项目的一个案例是慢性疾病自我管理项目（Chronic

Disease Self-Management Program，CDSMP）。该项目是一个为期 6 周的专题研讨会，由斯坦福大学的研究人员设计，推广通用的应对 MCC 问题自我管理的技巧而非针对特定疾病的技巧。该项目的领导者们本身就患有慢性疾病，通过角色示范和自我管理支持行为改变[82]。该项目的随机对照试验和真实效果研究的参与者中，急诊就诊数量和住院数量都减少[82-83]。临床医师们可以通过访问斯坦福大学医学院患者教育和资源中心网站，找到本州内有资格提供 CDSMP 工作室的社区机构[84]。其他基于循证医学的社区团队强调跌倒预防、医疗支持、疼痛管理和疾病管理。

总结

许多以住院、门诊和社区为基础的医疗服务能满足高成本、高需求 Medicare 患者的复杂需求。21 世纪的医疗改革为针对复杂需求患者的、基于循证医学的护理模式转化为实践提供了新的机会。新的医疗服务实施模式如 ACO 和社区医疗服务能改善医疗质量，同时降低成本。新的激励机制，如医院再入院罚款和协同医疗门诊补偿，也能帮助传统医疗服务的实施系统为高成本、高需求 Medicare 患者提供更好的服务。

关键点

1. 高成本、高需求患者是造成医疗成本比例失调的原因。Medicare 群体中，5%受益者的医疗费占了 Medicare 总支出的 49%。
2. 许多高支出医疗服务正是重复住院产生的，因而住院被认为是最昂贵的医疗干预方式之一。
3. 频繁住院是由于医学、社会和功能方面的复杂因素导致的。AHRQ 多重慢性病情研究网络将复杂性定义为患者需求和其所在的医疗体系和社区中患者可得到的医疗服务之间不匹配的程度。
4. 在 Medicare 支出最高的前 5%的群体中，93%有三种或多种慢性疾病（MCC），61%既有 MCC 又有功能受限。
5. 与频繁住院相关的社会和系统风险因素包括独居、社会经济地位低、非白色人种、童年创伤史、缺乏自我管理技能、缺少社区医疗使用权和对自己的社区医生满意度低。
6. 高成本、高需求患者在住院和门诊时都能从延续性护理中受益。Medicare 从 2013 年起开始补偿提供延续性护理管理的门诊医务人员。
7. 高成本、高需求患者能从健康管理中获益。Medicare 从 2015 年起开始补偿提供慢性疾病护理管理的门诊医务人员。
8. 针对住院服务使用率最高的极端人群的护理模式通常被称为“热点”。在指导老师的带领下实习生可以参与到“热点”中，并对案例进行深入分析学习，促进管理者和教育者们运用到医疗体制的改革中。

9. 许多现有的模式有助于评估多种慢性疾病患者的病情，并满足他们的医疗需求。这些模式强调个体化的医疗服务，通过基于团队的方法来满足患者医疗方面和非医疗方面的需求。

参考文献

1. Mann C. Targeting medicaid super-utilizers to decrease costs and improve quality. Baltimore: Centers of Medicare and Medicaid Services; 2013.
2. Jiang H, Weiss A, Barrett M, Sheng M. Characteristics of hospital stays for super-utilizers by payer, 2012. Rockville: Agency for Healthcare Research and Quality; 2015.
3. Grembowski D, Schaefer J, Johnson KE, Fischer H, Moore SL, Tai-Seale M, et al. A conceptual model of the role of complexity in the care of patients with multiple chronic conditions. Med Care. 2014;52 Suppl 3:S7–14.
4. Densen P, Shapiro S, Einhorn M. Concerning high and low utilizers of service in a medical care plan, and the persistence of utilization levels over a three year period. Milbank Q. 1959;37(3):217–50.
5. Gawande A. The hot spotters: can we lower medical costs by giving the neediest patients better care? The New Yorker. 2011.
6. Berwick DM, Nolan TW, Whittington J. The triple aim: care, health, and cost. Health Aff (Millwood). 2008;27(3):759–69.
7. Cohen SB. The concentration of health care expenditures and related expenses for costly medical conditions, Statistical Brief #455. Rockville, Md.: Agency for Healthcare Research and Quality, Jan. 2012.
8. Conwell LJ, Cohen JW. Characteristics of persons with high medical expenditures in the U.S. civilian noninstitutionalized population, 2002. Rockville: Agency for Healthcare Research and Quality; 2005.
9. Chronic Conditions among Medicare Beneficiaries, Chartbook 2012 Edition. Baltimore: Centers for Medicare and Medicaid Services; 2012.
10. Medicare Payment Advisory Commission. Health care spending and the medicare program: a data book. Washington, DC: Medicare Payment Advisory Commission; 2014.
11. Moore B, Levit K, Elixhauser A. Costs for hospital stays in the United States, 2012. Rockville: Agency for Healthcare Research and Quality; 2014.
12. Komisar H, Feder J. Transforming care for Medicare beneficiaries with chronic conditions and long-term care needs: coordinating care across all services. The SCAN Foundation, October 2011; http://www.thescanfoundation.org/sites/default/files/Georgetown_Trnsfrming_Care.pdf. Cited 17 July 2015.
13. Mather JF, Fortunato GJ, Ash JL, Davis MJ, Kumar A. Prediction of pneumonia 30-day readmissions: a single-center attempt to increase model performance. Respir Care. 2014;59(2):199–208.
14. Donze J, Lipsitz S, Bates DW, Schnipper JL. Causes and patterns of readmissions in patients with common comorbidities: retrospective cohort study. BMJ. 2013;347:f7171.
15. Joynt KE, Gawande AA, Orav EJ, Jha AK. Contribution of preventable acute care spending to total spending for high-cost Medicare patients. JAMA. 2013;309(24):2572–8.
16. Davydow D, Zivin K, Katon W, Pontone G, Chwastiak L, Langa K, et al. Neuropsychiatric disorders and potentially preventable hospitalizations in a prospective cohort study of older Americans. J Gen Intern Med. 2014;29(10):1362–71.

17. Gill TM. Disentangling the disabling process: insights from the precipitating events project. Gerontologist. 2014;54(4):533–49.
18. Boyd CM, Darer J, Boult C, Fried LP, Boult L, Wu AW. Clinical practice guidelines and quality of care for older patients with multiple comorbid diseases: implications for pay for performance. JAMA. 2005;294(6):716–24.
19. Tinetti ME, Fried TR, Boyd CM. Designing health care for the most common chronic condition--multimorbidity. JAMA. 2012;307(23):2493–4.
20. Lorgunpai SJ, Grammas M, Lee DSH, McAvay G, Charpentier P, Tinetti ME. Potential therapeutic competition in community-living older adults in the U.S.: use of medications that may adversely affect a coexisting condition. PLoS One. 2014;9(2):e89447.
21. Wolff J, Boyd C. Erratum to: a look at person- and family-centered care among older adults: results from a national survey. J Gen Intern Med. 2015;30(10):1567.
22. Mark Kutner EG, Jin Y, Paulsen C, White S. The health literacy of America's adults: Results from the 2003 National Assessment of Adult Literacy (NCES 2006-483). U.S. Department of Education. Washington, DC: National Center for Education Statistics; Sept 2006. https://nces.ed.gov/pubs2006/2006483_1.pdf.
23. Lubitz JD, Riley GF. Trends in medicare payments in the last year of life. N Engl J Med. 1993;328(15):1092–6.
24. Hogan C, Lunney J, Gabel J, Lynn J. Medicare beneficiaries' costs of care in the last year of life. Health Aff (Millwood). 2001;20(4):188–95.
25. Emanuel EJ, Ash A, Yu W, Gazelle G, Levinsky NG, Saynina O, et al. Managed care, hospice use, site of death, and medical expenditures in the last year of life. Arch Intern Med. 2002;162(15):1722–8.
26. Barnato AE, McClellan MB, Kagay CR, Garber AM. Trends in inpatient treatment intensity among Medicare beneficiaries at the end of life. Health Serv Res. 2004;39(2):363–75.
27. Teno JM, Gozalo PL, Bynum JW, et al. Change in end-of-life care for medicare beneficiaries: site of death, place of care, and health care transitions in 2000, 2005, and 2009. JAMA. 2013;309(5):470–7.
28. Riley GF, Lubitz JD. Long-term trends in medicare payments in the last year of life. Health Serv Res. 2010;45(2):565–76.
29. Gozalo P, Plotzke M, Mor V, Miller SC, Teno JM. Changes in Medicare costs with the growth of hospice care in nursing homes. N Engl J Med. 2015;372(19):1823–31.
30. Pyenson B, Connor S, Fitch K, Kinzbrunner B. Medicare cost in matched hospice and non-hospice cohorts. J Pain Symptom Manage. 2004;28(3):200–10.
31. Campbell DE, Lynn J, Louis TA, Shugarman LR. Medicare program expenditures associated with hospice use. Ann Intern Med. 2004;140(4):269–77.
32. Obermeyer Z, Makar M, Abujaber S, Dominici F, Block S, Cutler DM. Association between the Medicare hospice benefit and health care utilization and costs for patients with poor-prognosis cancer. JAMA. 2014;312(18):1888–96.
33. Braveman P, Egerter S. Overcoming obstacles to health in 2013 and beyond. Robert Wood Johnson Foundation; 2013. http://www.rwjf.org/content/dam/farm/reports/reports/2013/rwjf406474. Cited 17 July 2015.
34. Berkowitz SA, Anderson GF. Medicare beneficiaries most likely to be readmitted. J Hosp Med. 2013;8(11):639–41.
35. Mautner DB, Pang H, Brenner JC, Shea JA, Gross KS, Frasso R, et al. Generating hypotheses about care needs of high utilizers: lessons from patient interviews. Popul Health Manag. 2013;16(S1):26–33.
36. Arbaje AI, Wolff JL, Yu Q, Powe NR, Anderson GF, Boult C. Postdischarge environmental and socioeconomic factors and the likelihood of early hospital readmission among community-dwelling Medicare beneficiaries. Gerontologist. 2008;48(4):495–504.
37. Iloabuchi TC, Mi D, Tu W, Counsell SR. Risk factors for early hospital readmission in low-income elderly adults. J Am Geriatr Soc. 2014;62(3):489–94.
38. Enguidanos S, Coulourides Kogan AM, Schreibeis-Baum H, Lendon J, Lorenz K. "Because I was sick": seriously ill veterans' perspectives on reason for 30-day readmissions. J Am Geriatr Soc. 2015;63(3):537–42.

39. Long T, Genao I, Horwitz LI. Reasons for readmission in an underserved high-risk population: a qualitative analysis of a series of inpatient interviews. BMJ Open. 2013;3(9):e003212.
40. Kansagara D, Englander H, Salanitro A, et al. Risk prediction models for hospital readmission: a systematic review. JAMA. 2011;306(15):1688–98.
41. Pacala JT, Boult C, Boult L. Predictive validity of a questionnaire that identifies older persons at risk for hospital admission. J Am Geriatr Soc. 1995;43(4):374–7.
42. Wallace E, Hinchey T, Dimitrov BD, Bennett K, Fahey T, Smith SM. A systematic review of the probability of repeated admission score in community-dwelling adults. J Am Geriatr Soc. 2013;61(3):357–64.
43. van Walraven C, Dhalla IA, Bell C, Etchells E, Stiell IG, Zarnke K, et al. Derivation and validation of an index to predict early death or unplanned readmission after discharge from hospital to the community. CMAJ. 2010;182(6):551–7.
44. Spiva L, Hand M, VanBrackle L, McVay F. Validation of a predictive model to identify patients at high risk for hospital readmission. J Healthc Qual. 2014:n/a-n/a.
45. Kind AJ, Jencks S, Brock J, Yu M, Bartels C, Ehlenbach W, et al. Neighborhood socioeconomic disadvantage and 30-day rehospitalization: a retrospective cohort study. Ann Intern Med. 2014;161(11):765–74.
46. Bowman EH, Flood KL. Care transitions intervention and other non-nursing home transitions models. In: Geriatrics Models of Care: Bringing 'Best Practice' to an Aging America, Malone ML, Capezuti EA, Palmer RM, editors. Springer International Publishing Switzerland 2015.
47. Coleman EA, Parry C, Chalmers S, Min SJ. The care transitions intervention: results of a randomized controlled trial. Arch Intern Med. 2006;166(17):1822–8.
48. Kind AJ, Jensen L, Barczi S, Bridges A, Kordahl R, Smith MA, et al. Low-cost transitional care with nurse managers making mostly phone contact with patients cut rehospitalization at a VA hospital. Health Aff (Millwood). 2012;31(12):2659–68.
49. Leppin AL, Gionfriddo MR, Kessler M, Brito JP, Mair FS, Gallacher K, et al. Preventing 30-day hospital readmissions: a systematic review and meta-analysis of randomized trials. JAMA Intern Med. 2014;174(7):1095–107.
50. Hansen LO, Young RS, Hinami K, Leung A, Williams MV. Interventions to reduce 30-day rehospitalization: a systematic review. Ann Intern Med. 2011;155(8):520–8.
51. STate Action on Avoidable Rehospitalization (STAAR). An initiative of the commonwealth fund and the Institute for Healthcare Improvement. Institute for Healthcare Improvement. 2015. www.ihi.org/staar. Cited 24 July 2015.
52. Fisher ES, McClellan MB, Bertko J, Lieberman SM, Lee JJ, Lewis JL, et al. Fostering accountable health care: moving forward in medicare. Health Aff (Millwood). 2009;28(2):w219–31.
53. Qiu WQ, Dean M, Liu T, George L, Gann M, Cohen J, et al. Physical and mental health of homebound older adults: an overlooked population. J Am Geriatr Soc. 2010;58(12):2423–8.
54. Independence at Home Demonstration Fact Sheet. Baltimore: Centers for Medicare & Medicaid Services. 2015. http://innovation.cms.gov/Files/fact-sheet/IAH-Fact-Sheet.pdf. Cited 17 July 2015.
55. Affordable Care Act payment model saves more than $25 million in first performance year (press release). Baltimore: Centers for Medicare and Medicaid Services; 2015.
56. Belluck P. Medicare plans to pay doctors for counseling on end of life. The New York Times. 2015.
57. Department of Health and Human Services Centers for Medicare & Medicaid Services. Transitional care management services: medicare learning network. 2013. https://www.acponline.org/running_practice/payment_coding/coding/tcm_factsheet.pdf. Cited 24 July 2015.
58. Goodell S, Bodenheimer TS, Berry-Millett R. Care management of patients with complex health care needs. Princeton: Robert Wood Johnson Foundation; 2009.
59. Boult C, Green AF, Boult LB, Pacala JT, Snyder C, Leff B. Successful models of comprehensive care for older adults with chronic conditions: evidence for the Institute of Medicine's "retooling for an aging America" report. J Am Geriatr Soc. 2009;57(12):2328–37.
60. Aronson L, Bautista CA, Covinsky K. Medicare and care coordination: expanding the clinician's toolbox. JAMA. 2015;313(8):797–8.

61. Medicare program; revisions to payment policies under the physician fee schedule, Clinical Laboratory Fee Schedule, access to identifiable data for the Center of Medicare and Medicaid Innovation Models & other revisions to Part B for CY 2015; Final rule. 2014. https://www.federalregister.gov/articles/2014/11/13/2014-26183/medicare-program-revisions-to-payment-policies-under-the-physician-feeschedule-clinical-laboratory. Cited 17 July 2015.
62. Medicare program; revisions to payment policies under the physician fee schedule, Clinical Laboratory Fee Schedule, access to identifiable data for the Center for Medicare and Medicaid Innovation Models & other revisions to Part B for CY 2015. https://www.federalregister.gov/articles/2014/11/13/2014-26183/medicare-program-revisions-to-payment-policies-under-the-physician-fee-schedule-clinical-laboratory. Cited 30 June 2015.
63. Edwards ST, Landon BE. Medicare's chronic care management payment — payment reform for primary care. N Engl J Med. 2014;371(22):2049–51.
64. Kindig D, Stoddart G. What is population health? Am J Public Health. 2003;93(3):380–3.
65. U.S. Department of Health and Human Services. Multiple chronic conditions- a strategic framework: optimum health and quality of life for individuals with multiple chronic conditions. Washington, DC: U.S. Department of Health and Human Services; 2010.
66. Gross K, Brenner JC, Truchil A, Post EM, Riley AH. Building a citywide, all-payer, hospital claims database to improve health care delivery in a low-income, urban community. Popul Health Manag. 2013;16(S1):20–5.
67. Brenner JC. Healthcare hotspotting 101: starting & running hotspotting interventions. Camden: The Camden Coalition; 2015.
68. Cross Site Learning: Camden Coalition of Healthcare Providers. 2015. http://www.camden-health.org/cross-site-learning/. Cited 24 July 2015.
69. Camden Coalition of Healthcare Providers. Student hotspotter mini-grant project: training the next generation of health care providers. 2015. http://www.camdenhealth.org/student-hotspotter-mini-grant-project/. Cited 24 July 2015.
70. Association of American Medical Colleges. Seeking the next generation of hot spotters!. https://www.aamc.org/download/358744/data/hotspottingguide.pdf. Cited 24 July 2015.
71. Coleman K, Austin BT, Brach C, Wagner EH. Evidence on the Chronic Care Model in the new millennium. Health Aff (Millwood). 2009;28(1):75–85.
72. Improving Chronic Illness Care. Our mission: helping the chronically ill through quality improvement and research. 2015. http://www.improvingchroniccare.org. Cited 24 July 2015
73. Friedberg MW, Schneider EC, Rosenthal MB, Volpp KG, Werner RM. Association between participation in a multipayer medical home intervention and changes in quality, utilization, and costs of care. JAMA. 2014;311(8):815–25.
74. Schwenk TL. The patient-centered medical home: one size does not fit all. JAMA. 2014;311(8):802–3.
75. Boult C, Wieland G. Comprehensive primary care for older patients with multiple chronic conditions: "nobody rushes you through". JAMA. 2010;304(17):1936–43.
76. Wieland D, Boland R, Baskins J, Kinosian B. Five-year survival in a Program of All-inclusive Care for Elderly compared with alternative institutional and home- and community-based care. J Gerontol A Biol Sci Med Sci. 2010;65(7):721–6.
77. Counsell SR, Callahan CM, Clark DO, et al. Geriatric care management for low-income seniors: a randomized controlled trial. JAMA. 2007;298(22):2623–33.
78. Counsell SR, Callahan CM, Tu W, Stump TE, Arling GW. Cost analysis of the Geriatric Resources for Assessment and Care of Elders care management intervention. J Am Geriatr Soc. 2009;57(8):1420–6.
79. Counsell SR, editor. Implementation of GRACE Team Care: a geriatrics solution for complex care management American Geriatrics Society annual scientific meeting 2015; National Harbor, MD.
80. Administration for Community Living. Administration on Aging (AoA) disease prevention and health promotion services (OAA Title IIID) (website). http://www.aoa.acl.gov/AoA_Programs/HPW/Title_IIID/index.aspx. Cited 20 July 2015.
81. National Council on Aging (NCOA). Highest tier evidence-based health promotion/disease prevention programs. https://www.ncoa.org/resources/highest-tier-evidence-based-health--promotiondisease-prevention-programs. Cited 20 July 2015.

82. Lorig KR, Sobel DS, Stewart AL, Brown Jr BW, Bandura A, Ritter P, et al. Evidence suggesting that a Chronic Disease Self-Management Program can improve health status while reducing hospitalization: a randomized trial. Med Care. 1999;37(1):5–14.
83. Ory MG, Ahn S, Jiang L, Smith ML, Ritter PL, Whitelaw N, et al. Successes of a national study of the Chronic Disease Self-Management Program: meeting the triple aim of health care reform. Med Care. 2013;51(11):992–8.
84. Stanford School of Medicine. Organizations licensed to offer the Chronic Disease Self-Management Program (CDSMP). 2015. http://patienteducation.stanford.edu/organ/cdsites.html. Cited 23 July 2015.

老年人感染诊断和管理的挑战　3

Theresa Rowe，Geetha Iyer
（张庆文　薛　倩　译　魏雅楠　校）

尽管在过去几十年中抗生素治疗和疫苗接种率有所提高，但感染性疾病仍然是65岁及以上老年人发病和死亡的主要原因。30%～40%老年人的死亡可归因于感染性疾病[1]，在美国，流行性感冒、肺炎和败血症是老年人死亡的前十位死因之一[2]。在老年人中，感染性疾病的患者住院率持续增加，其中下呼吸道感染、败血症、尿路感染和艰难梭菌感染都是最常见的住院适应证[3-4]。由于抗生素的使用和重复暴露于医疗场所的增加，多重耐药菌（multidrug-resistant organism，MDRO）在老年人中更常见，可能进一步导致发病率和死亡率的增加[5-6]。

危险因素

已经确定一些危险因素与老年人感染相关。与衰老相关的生理变化，包括固有性免疫和适应性免疫的变化，使老年人更容易发生感染[7]。这些变化还导致对疫苗接种的反应减少，以及对常见的感染如流行性感冒和肺炎的抵抗力下降[8]。糖尿病和慢性阻塞性肺疾病（COPD）等多种合并症在老年人中更为常见，增加了感染发生的风险，并且常常导致更严重的感染和感染病程延长[9]。营养缺乏，特别是蛋白质和热量营养不良，与伤口愈合不良和感染的风险增加有关[10]。营养不良的发生率在社区成人为5%～10%，居住在长期护理机构（long-term care facility，LTCF）或急症住院[11]的老年人中为14%～50%。其他年龄相关的变化，如皮肤完整性的丧失，使老年人容易发生皮肤和软组织感染[12]，而且牙列不齐和吞咽功能受损增加肺炎发生的风险[13]。长期导尿和假体装置如关节置换在老年人中最常见，由于生物膜形成增加了感染的风险[14]。环境因素（如居住在LTCF或养老院）提供了传播高度传染性疾病例如流行性感冒和艰难梭菌的机会。此外，重复暴露于医疗设施增加了耐甲氧西林金黄色葡萄球菌（methicillin-resistant *Staphylococcus aureus*，MRSA）、耐万古霉素肠球菌和广谱β内酰胺酶革兰氏阴性菌等耐药菌感染的风险，这些感染的死亡率较高[5]。

诊断的挑战

快速和准确地诊断老年人感染是具有挑战性的。老年人，特别是那些有认知障碍的人在感染时，通常表现出非特异性症状和体征（如，食欲的改变、功能状态或精神状态的降低、躁动或谵妄、嗜睡）。此外，与青年人相比，老年人感染较少观察到感染的基本征兆（如发热、白细胞增多）。即使在菌血症的情况下，体温也可能降低或正常[16-17]。在 LTCF 中，美国感染性疾病学会（Infectious Disease Society of America，IDSA）对老年人“发热”的定义包括单次体温≥100 ℉（37.8 ℃）或体温较基线水平升高至少 2 ℉（1.1 ℃），或重复测量直肠温度≥99.5 ℉（37.5 ℃）[18]。该推荐也常用于社区的老年人[1]。白细胞增多是感染的另一常见表现，也可以不出现，当感染时，老年人白细胞可正常或降低。在感染的老年人中，发热和白细胞增多的表现缺失与死亡率增加相关[19]。

治疗的挑战

老年人的抗生素处方与年轻人相比具有独特的挑战。年龄相关的药物吸收、分布、代谢和清除的变化导致药物血浆浓度更高，并增加药物毒性和药物不良反应的风险[20]。由于肌肉容积下降，老年人的肾功能常常被高估。因此，即使肾功能报告正常的老年人，选择合适的抗生素用量也是困难的[21]。抗生素的不良反应常见，并且是 65 岁及以上老年人急诊就诊和住院的主要原因之一[22]。抗生素与其他药物（如华法林和地高辛）的相互作用也很常见，并导致严重的不良事件，包括死亡（表 3.1）[23]。

表 3.1　常见的抗生素不良反应及主要的药物相互作用

抗生素	不良反应	主要的药物相互作用
阿莫西林-克拉维酸	皮疹，过敏反应，胃肠道不耐受，腹泻	别嘌呤醇：可增加皮疹的风险
氟喹诺酮（如左氧氟沙星、环丙沙星、莫西沙星）	肌腱炎或肌腱断裂，胃肠道不耐受，艰难梭菌结肠炎，光敏性，QTc 延长	糖皮质激素：增加肌腱炎的风险；华法林：效用增强；硫糖铝或抗酸剂：吸收和效力减低；格列本脲：增加高血糖和低血糖的风险
四环素（如多西环素）	胃肠道不耐受，光敏性	地高辛：增加地高辛浓度；华法林：效用增强

续表

抗生素	不良反应	主要的药物相互作用
克林霉素	胃肠道不耐受，特别是腹泻，麻疹样皮疹，艰难梭菌结肠炎	华法林：效用增强；洛哌丁胺：增加艰难梭菌结肠炎的风险
甲氧苄啶-磺胺甲噁唑	胃肠道不耐受，皮疹，瘙痒，血清肌酐假性升高（约 18%），高钾血症，骨髓抑制，光敏性，肝炎	华法林：效用增强；磺酰脲类：增加低血糖风险
甲硝唑	胃肠道不耐受，周围神经病变（长期使用），头痛	华法林：效用增强；乙醇：双硫仑反应（急性意识障碍、恶心、呕吐）；锂：增加锂水平
呋喃妥因	胃肠道不耐受，狼疮样反应，皮疹和周围神经病变	甲硝唑：增加周围神经病变的风险

老年人常见感染的诊断和管理

细菌性肺炎

肺炎是年龄≥65 岁的人群中最严重的感染之一，是该年龄组死亡的第五大原因[2]。LTCF 的老年居民发生肺炎的风险甚至更高，发病率为（1.8～13.5）/100 个住院日[24]。肺炎一般根据发生地点分为几类[25]：

- 社区获得性肺炎（community-acquired pneumonia，CAP）定义为在社区中发生的肺炎。
- 医院获得性肺炎（hospital-acquired pneumonia，HAP）定义为在急性入院后≥48 h 发生的肺炎，入院时没有感染证据。
- 医疗护理相关性肺炎（healthcare-associated pneumonia，HCAP）定义为发生在非住院人群中由于广泛的医疗保健接触（如接受静脉治疗包括化疗，接受伤口护理，住在 LTCF，在 90 天内住院≥2 天，症状发生时 30 天内有医院或血液透析诊所就诊经历）导致的肺炎。
- 家庭护理获得性肺炎属于 HCAP 的范畴，将人口局限于护理之家或 LTCF 居民。

流行病学

尽管文献报道各有不同，但导致老年人肺炎的病原体不同于年轻人。在老年人中细菌性肺炎的最常见原因是肺炎链球菌，其次是流感嗜血杆菌、金黄色葡萄球菌、卡他莫拉菌和其他革兰氏阴性杆菌（如铜绿假单胞菌）[26]。老年人衣原体肺炎、支原体肺炎和军团菌肺炎也有发生，尽管与年轻成年人相比发生较少[27]。吞咽功能受损的老年人有发生吸入性肺炎的风险，通常为多重细菌感染。在社区获得性肺炎中，病原菌通常为链球菌属和厌氧菌，而在医院获得性肺炎中，金黄色葡萄球菌和革兰氏阴性菌感染占优势[28]。鉴定肺炎的确切病因在老年人中具有挑战性，因为难以获得足够的痰培养标本。肺炎链球菌的尿抗原检测对诊断肺炎链球菌的敏感率约为 80%，增加了链球菌性肺炎的确诊病例数[29]。

肺炎发生最重要的危险因素是共病，特别是癌症、胶原血管疾病、肝病和 COPD 的存在[30]。其他因素包括年龄、男性、吞咽功能障碍、可被发现的误吸、基础功能状态不佳、在 LTCF 中居住，以及不能服用口服药物[13,26,30]。在针对 CAP 住院的老年人群队列研究中发现，医院死亡率随着年龄从 65～69 岁的 7.8%增加到 90 岁以上的 15.4%[26]。药物如镇静剂、H_2 受体阻断剂、质子泵抑制剂、抗精神病药和抗胆碱能药也显示可增加肺炎发生风险[31]。

诊断和治疗

老年人肺炎的诊断和治疗通常参考居住地（例如，LTCF 与社区环境）、耐药菌的危险因素，以及共病的存在。根据 IDSA 指南，60 岁及以上成人的 CAP 应用 β 内酰胺/β 内酰胺酶（例如阿莫西林-克拉维酸盐或头孢曲松）加多西环素或大环内酯（例如阿奇霉素）治疗。替代疗法包括氟喹诺酮类（例如莫西沙星、左氧氟沙星）[32]。然而，医务工作者在体弱老年人中应谨慎使用氟喹诺酮，因为在该年龄组中存在跟腱断裂和心律失常的风险。在 HAP、HCAP 或怀疑有耐药菌的地方，还应使用利奈唑胺或万古霉素覆盖 MRSA。达托霉素不适用于覆盖 MRSA 肺炎，因为它被肺表面活性剂灭活，并且已有报道治疗无效。在疑似吸入性肺炎的情况下，用克林霉素治疗是优选的，因为厌氧菌感染的可能性很高[32]。

肺炎的预防基于循证医学的推荐是针对肺炎球菌和流感的疫苗接种。其他可能的预防措施包括保持足够的口腔卫生，限制使用镇静药物，并提供改善活动能力的干预措施[33]。

肺炎球菌疫苗接种

接种 23 价肺炎球菌多糖疫苗（PPSV23）对于预防 65 岁及以上成人的侵袭性肺炎球菌疾病，特别是菌血症是有效的[34]。然而，PPSV23 在预防该人群肺炎球菌肺炎的功效尚未确立。在 2014 年，中国疾病控制和预防中心（CDC）推荐 13 价肺炎球菌结合疫苗（PCV13），在此之前只用于年幼儿童，对于年龄≥65 岁的成人，随机安慰剂对照试验显示在此人群中是有效的，可对抗疫苗型 CAP（45%）和疫苗型侵袭性疾病（75%）[35]。免疫实践咨询委员会（Advisory Committee on Immunization Practices，ACIP）目前建议对从未接受肺炎球菌疫苗接种的≥65 岁成年人接种 PCV13，然后接种 PPSV23（间隔 6～12 个月）。如果已经接种 PPSV23，则 PCV13 应该在 PPSV23 之后至少 1 年接种。两种疫苗不应一起接种，因为可降低疫苗的有效性。儿童进行 PCV13 免疫也显示可降低老年人肺炎球菌肺炎的发病率，可能与群体免疫相关[36]。

流感

流感是老年人中急性呼吸道疾病的常见原因，并且具有高度传染性。流感在美国每年造成 36 000 人死亡和 226 000 人住院[37-38]。感染率每年不同，取决于流感疫苗的有效性和流感病毒的毒力。由于流感的症状与老年人的细菌性肺炎的症状相似，在流感季节（9 月～4 月）发生的高热、寒战、肌痛和喉咙痛应该高度怀疑流感病毒感染。因为疾病的快速传播和高死亡率，流感的诊断和治疗至关重要。如果在症状发作的 24～48 h 内使用神经氨酸酶抑制剂（例如奥司他韦），对流感 A 和 B 有效，并且还可用于暴发期间，特别是在 LTCF 或急性护理医院中预防流感。由于高耐药率和严重的中枢神经系统副作用如意识障碍和癫痫发作，M2 抑制剂（金刚烷胺）不再推荐用于治疗流感。在等待流感的诊断测试结果时，抗病毒治疗不应当被延迟。流感的严重并发症是同时或延后发生的细菌性肺炎，最常见于患有合并症的老年人，如糖尿病或 COPD。继发性细菌性肺炎最常见的病原体是金黄色葡萄球菌（包括 MRSA）和 A 族链球菌。

流感疫苗接种

流感疫苗接种是用于降低成年人的流感发病率和死亡率的最重要的预防策略之一。最近，美国食品和药品管理局（FDA）批准了高剂量流感疫苗用于 65 岁及以上成年人，其含有标准剂量 4 倍的血凝素（抗原）。FDA 批准是基于以前的研究显示≥65 岁人群中更高剂量的疫苗可提高免疫反应[39]。最近的一项随机对照研究证实，与标准剂量疫苗相比，高剂量疫苗接种提高了 65 岁以上成年人对实验室确诊的流感的保护作用，相对效力为 24.2%（95% CI 9.7～36.5）[37]。ACIP 现在推荐高剂量灭活流感疫苗用于 65 岁及以上成人。

尿道感染和无症状菌尿

尿道感染（urinary tract infection，UTI）是社区和医疗机构中 65 岁及以上成人最常见的细菌感染[40]。症状性 UTI 的定义包括局限性泌尿生殖系统的症状或体征，同时伴有脓尿和菌尿，脓尿定义为每高倍视野≥10 个白细胞（wbc/hpf），菌尿定义为每毫升尿液菌落计数≥10^5 集落形成单位（CFU/ml）。无症状性菌尿（asymptomatic bacteriuria，ASB）通常定义为没有泌尿生殖系统感染症状和体征的细菌尿。将症状性 UTI 与 ASB 区分开是重要的，因为前者需要进行抗菌治疗。

无症状性菌尿

ASB 是一种常见疾病，在社区居住老年人中高达 30%，在 LTCF 居住的成年人中高达 50%[41]。在男性中，ASB 的正式定义为尿样本每毫升≥10^5 集落形成单位（CFU/ml）而没有泌尿生殖器感染的症状或体征。在女性中，ASB 被定义为连续两次尿标本检测出相同的病原菌，其菌落计数≥10^5 CFU/ml，不伴有泌尿生殖器感染的症状或体征。单次留置导尿管的患者，无论男性和女性，尿标本病原菌数量≥10^5 CFU/ml 不伴有泌尿生殖器感染的症状或体征也定义为 ASB。多项研究显示治疗 ASB 并未获益，因此，不建议对无症状菌尿的老年人进行常规筛选和使用抗生素。ASB 的筛查和治疗可在男性前列腺经尿道切除术之前以及接受可能有黏膜出血的泌尿系统手术的人群中进行[42]。不适当地使用抗生素治疗 ASB 可继发重大的医疗保健问题，导致耐药菌的发生。

症状性尿道感染

与 ASB 相反，有症状的 UTI 需要抗生素治疗。在老年人中有症状的 UTI 最常见的病原菌是大肠埃希菌（E. coli），其次是其他肠杆菌科，如奇异变形杆菌、克雷伯菌属、普罗威登斯菌属和假单胞菌[43]。有症状的 UTI 的危险因素包括既往有 UTI 病史[44]、存在脑血管疾病和痴呆等共病[45]、男性前列腺增生、女性阴道萎缩以及留置导尿管[46]。在认知功能正常的社区老年人中，症状性 UTI 的诊断和治疗类似于青年人，包括泌尿生殖道感染的症状和体征（如新发或恶化的尿急、尿频、耻骨上疼痛、肉眼血尿），加上脓尿和菌尿[47]。在伴有认知功能障碍的老年人和生活在 LTCF 的老年人中，诊断更具挑战性，因为感染的症状和体征具有多样性以及老年人不能正确地表述特定泌尿生殖道症状[15]。2012 年，CDC 与美国医疗保健流行病学会（SHEA）一起更新了 LTCF 患者有症状 UTI 诊断标准的共识，以防止不必要的抗菌药物使用[48]。根据更新的指南，没有留置导尿管的居民中症状性 UTI 的诊断应包括：

1. 睾丸、附睾和前列腺的肿胀或压痛
2. 发热或白细胞增多症和以下至少一种：
    - 急性肋脊角疼痛或压痛
    - 耻骨上部疼痛

- 肉眼血尿
- 新发或明显的尿失禁
- 新发或明显的尿急和尿频症状

3. 在无发热和白细胞增多的情况下至少有下列两种症状：
   - 耻骨上部疼痛
   - 肉眼血尿
   - 新发或显著加重的尿失禁
   - 新发或显著加重的尿急
   - 新发或显著加重的尿频

加上 尿培养阳性，病原菌计数≥10^5 CFU/ml

没有留置导尿管者症状性 UTI 的诊断应至少满足以下条件之一：

(a) 发热、寒战或新发的低血压

(b) 精神状态的急性改变或急性功能衰退和白细胞增多

(c) 新发的耻骨上疼痛、肋脊角疼痛或触痛

(d) 尿管周围的脓性分泌物，或睾丸、附睾或前列腺的急性疼痛、肿胀或压痛

加上 尿培养阳性，病原菌≥10^5 CFU/ml

尽管这些指南已被几个专业协会和 LTCF 管理机构进行修正，但在临床医生和其他医疗服务提供者中的使用仍然很低[49]。这常常导致对于怀疑 UTI 的这类人群过度使用抗生素[50]。一些专家建议使用尿试纸检测白细胞酯酶和亚硝酸盐，可以作为老年人怀疑有症状 UTI 诊断的第一步。白细胞酯酶和硝酸盐阴性对菌尿具有极好的阴性预测值（88%～100%）。因此，阴性测试结果可以帮助排除症状性 UTI[51]。然而，白细胞酯酶和（或）硝酸盐阳性不能作为 UTI 的确诊依据，需要进一步进行尿分析和尿培养检查。

根据 IDSA 和欧洲临床微生物学和感染性疾病学会于 2010 年发布的国际临床实践指南，老年人的症状性 UTI 的治疗类似于年轻人[52]。一线建议为呋喃妥因一水合物或呋喃妥因大颗粒，100 mg，每日 2 次，持续 5 天，如果当地甲氧苄啶-磺胺甲噁唑耐药率不超过 20%，也可给予甲氧苄啶-磺胺甲噁唑 160/800 mg，每日 2 次，持续 3 天。然而，呋喃妥因在肌酐清除率≤60 ml/min 的慢性肾疾病的成人中是禁忌的，尽管很少有研究证明其在肌酐清除率≥40 ml/min 的成年人中的有效性和安全性[53]。如果怀疑上尿路疾病（例如肾盂肾炎）或菌血症，也不推荐使用呋喃妥因。此外，由于非大肠埃希菌病原体（如克雷伯菌属、变形杆菌属）对呋喃妥因具有较高的耐药率，对于由其他肠杆菌科引起的 UTI 高发的老年人来说，呋喃妥因不具有吸引力。氟喹诺酮虽然在症状性 UTI 人群中常常应用，但由于在多个地理区域的高耐药率并不推荐使用[54]。然而，如果经实验室检查确认是敏感的则可以使用。

老年人复发性 UTI 的预防包括抗菌治疗和非抗菌治疗（例如，蔓越莓制剂、阴道雌激素、乳杆菌）。一般来说，预防性抗生素不是常规推荐，因为支持其用于预防 UTI 的资料有限，而且增加了抗生素耐药的高风险。阴道内雌激素替代治疗已经在少数小规模研究中显示可以减少复发性 UTI 的发生率，但口服雌激素没有显示出获益[55]。含有蔓越莓的产品可以降低养老院居民的菌尿发生率[56]，尽管在社区老年人中使用的证据尚未确定[57]。

皮肤和软组织感染

微生物侵入皮肤和软组织导致感染，通常严重程度不一。皮肤和软组织感染（skin and soft tissue infections，SSTI）在老年人中是常见的，并且在过去十年中持续增加[58-59]。SSTI 的范围从轻度非化脓性感染（如蜂窝织炎）到危及生命的疾病，例如需要紧急外科手术的坏死性筋膜炎。

流行病学

蜂窝织炎是皮肤和下层软组织（即真皮和皮下组织）的急性炎性疾病，是老年人中 SSTI 的最常见病因。蜂窝织炎根据病原体分类为化脓性和非化脓性。化脓性蜂窝织炎可见脓性分泌物排出或渗出，未形成可引流的脓肿，而非化脓性蜂窝织炎被定义为没有脓性分泌物排出的皮肤和软组织感染。非化脓性蜂窝织炎通常由 β 溶血性链球菌引起，化脓性蜂窝织炎由金黄色葡萄球菌引起[60]。MRSA 的出现导致成人化脓性蜂窝织炎的发病率增加[58]。革兰氏阴性菌如大肠埃希菌、假单胞菌属和肠球菌属是 SSTI 的罕见病因，虽然它们可以在免疫功能低下的老年人中被诊断[61]。由于各种原因，与一般人群相比，老年人群面临更大的风险发展为蜂窝织炎和其他 SSTI。慢性皮肤病如淋巴水肿、静脉淤滞、湿疹和银屑病增加了 SSTI 的发生风险。未控制的糖尿病（$HbA_1C>8\%$）、充血性心力衰竭、化疗病史、使用免疫抑制剂或皮质类固醇治疗、营养不良，这些情况在老年人中较常见，是发展为 SSTI 的高危因素[62]。

诊断和治疗

蜂窝织炎的诊断依靠临床症状，通常表现为疼痛、局部红斑、皮肤和皮下组织的肿胀。可同时伴有全身症状，如发热（温度>38 ℃）、心动过速（心率>90 次/分）、呼吸急促（呼吸频率>24 次/分）或白细胞计数异常（>12 000/μl 或<400/μl）。将蜂窝织炎与其他类似蜂窝织炎的炎症区分开是重要的。有些疾病如滑囊炎、痛风、过敏性药物反应、接触性皮炎、带状疱疹和静脉淤滞等，也可有局部红斑和肿胀，但不需要抗生素治疗。迅速诊断更严

重的 SSTI，例如坏死性筋膜炎和急性脓毒性关节炎是至关重要的，因为这些疾病通常需要急诊手术治疗。当出现严重疼痛、生命体征不稳定（出现脓毒症、低血压和心动过速）、出血性大疱以及皮肤坏死或体格检查发现捻发音时，应首要考虑重症感染。

根据 2014 年 IDSA 指南，确诊蜂窝织炎的成年人不伴有全身感染症状，可以用β内酰胺抗生素（如口服阿莫西林、头孢氨苄，如果青霉素过敏，可用克林霉素）治疗。如果存在系统性感染症状，也可静脉输液治疗。对于怀疑有 MRSA 的化脓性蜂窝织炎患者，优选口服甲氧苄啶-磺胺甲噁唑或利奈唑胺，或静脉使用万古霉素或达托霉素。对于住院的具有严重感染的老年人，万古霉素加哌拉西林-他唑巴坦或亚胺培南/美罗培南是合理的经验性选择。除了抗生素治疗外，应鼓励患有蜂窝织炎的老年人抬高感染部位，并且治疗易感因素（如水肿或潜在的皮肤病症）[60]。

带状疱疹

带状疱疹病毒感染（带状疱疹）是水痘-带状疱疹病毒的再活化，水痘-带状疱疹病毒在初始感染（即水痘）后持续潜伏在背根神经节中。老年人感染风险最高，在 60 岁及以上的人群中约为 20%。带状疱疹通常表现为单侧沿着皮肤分布的小疱疹，并且可伴随疼痛、感觉异常和（或）瘙痒。尽管可以擦拭疱疹并送检进行聚合酶链反应（PCR）分析来确认诊断，但通常单独通过临床检查就可进行诊断。在疱疹出现的 72 h 内使用抗病毒药（如伐昔洛韦、泛昔洛韦）治疗是最有效的[63]。已经证实治疗可以降低急性疼痛的严重程度，但不能减少发展为疱疹后神经痛的风险（神经性疼痛在皮疹消退后持续存在）[64]。如果有眼睛受累的情况，应当咨询眼科医生，因为带状疱疹眼炎可导致急性视网膜坏死和失明。

带状疱疹疫苗接种

带状疱疹疫苗接种（通常称为 Zostavax）是 ACIP 推荐的减毒活疫苗，用于预防≥60 岁成年人的带状疱疹，包括曾经感染过带状疱疹病毒的人群。一项大型研究评估了带状疱疹疫苗接种在 60 岁以上成年人的效果，与安慰剂相比，接种疫苗的成年人带状疱疹发病率降低了 51.3%（95%CI，47.5～79.2）[65]。最近，一项随访研究证实接种疫苗的受试者 5 年内有效性为 39.6%（95%CI，18.2～55.2）[66]。在发生活动性感染的患者中接种疫苗可降低疱疹后神经痛的发病率以及疼痛和不适的持续时间。因为接种的疫苗是活的病毒疫苗，在原发性或获得性免疫缺陷的老年人中不应使用。

艰难梭菌感染

艰难梭菌感染（*Clostridium difficile* infection，CDI）是最常见的医源性获得性感染，主要感染老年人。最近的一项研究表明在美国超过一半的CDI为65岁及以上的老年人，在该年龄组中的发病率约为627.7/100 000人。此外，CDI在≥65岁的老年人中估计导致了24 000人死亡，位于该人群中死亡原因第18位[67]。年龄、医疗环境暴露和抗生素使用是发生CDI的高危因素。高龄（>70岁）也被认为是更严重疾病的危险因素[68]。居住在LTCF中的老年人，由于与其他居住者接触机会增加、暴露于抗生素的概率增加等多种因素而增加发生CDI的风险。纽约一项LTCF研究表明，超过一半的CDI发生在出院4周后的LTCF居民中，这表明LTCF发生CDI与医院一样常见[69]。

老年人CDI通常表现为水样泻和腹部绞痛，发热可有可无。在老年人中，甚至还可见到白细胞显著增多（>20 000/μl）。CDI的诊断应结合临床和实验室检查，包括：①在24 h内排未成形便≥3次；②艰难梭菌检测阳性；③结肠镜或组织病理学发现伪膜性肠炎[70]。对CDI最敏感的检测是毒素B基因的PCR，但这样可能检测出“携带者”病例，因此，应该只针对解未成形大便的患者进行检测而不是在无症状的老年人中进行化验。还可以使用酶免疫测定试验（Enzyme immunoassay testing，EIA）检测毒素A和B，但敏感性低。

CDI治疗最重要的是停止使用导致CDI的抗生素。如果不能停止使用抗生素，应寻找更窄谱抗生素。CDI的治疗不随年龄变化，并且在很大程度上取决于疾病的严重程度。根据IDSA/SHEA指南，重症CDI定义为：①WBC计数≥15 000/μl；②血肌酐>1.5倍基线肌酐水平；③有肠梗阻的证据。重症感染应给予口服万古霉素125 mg，每6 h一次，疗程10～14天。对于轻度至中度患者，IDSA建议甲硝唑500 mg，每8 h一次，疗程10～14天（表3.2）[70]。不应该对同一次腹泻标本的艰难梭菌进行重复测试和“疗效测试”。应临床监测治疗反应。在感染期间不应给予抑制肠蠕动的药物（如洛哌丁胺），因为可能增加发生并发症（如中毒性巨结肠或结肠扩张）的风险，尽管证据很少[71]。对于复发或长期迁延不愈的CDI老年患者，可能需要万古霉素逐渐减量（表3.2）。CDI复发定义为在前一次感染症状消失8周内再发CDI。与万古霉素相比，非达米星200 mg每日2次显示可降低复发率。然而，这种药物的费用限制了其在临床中的使用。同时需要其他支持治疗，如充分补液（口服或静脉）和补充电解质，特别是在体弱的老年人中（表3.3）。

预防CDI非常重要，涉及多学科的方法，包括降低传播的风险、通过限制不必要的抗生素使用降低易感性。医护人员（例如RN、MD、CNA等）和探访者进入 CDI 患者的房间时，必须遵守适当的接触防范措施（如手套、隔离服）。任何进入/离开房间的人员都应该用肥皂和温水洗手。梭状芽孢杆菌孢子对抗菌凝胶耐药，因此，抗菌凝胶和乳膏不能用于 CDI 患者的手卫生。如果条件允许，CDI 的住院患者或 LTCF 的居民应该被移到单人间。IDSA 推荐，如果允许，建议使用含氯清洁剂清洁房间表面和使用一次性器材（如温度计、听诊器）。抗生素管理流程有助于减少抗生素的使用和频率，对预防也至关重要。

表 3.2 老年人群艰难梭菌感染的治疗

严重程度	定义	治疗
无症状携带者	无感染的症状或体征	无需治疗
初次发作，轻度至中度	● 腹泻（24 h 内解未成形便>3 次） ● WBC<15 000/μl ● 肌酐<1.5 倍基线值	● 甲硝唑，500 mg 口服，每日 3 次，持续 10～14 天
初次发作，重度	● WBC>15 000/μl ● 肌酐>1.5 倍基线值 ● 白蛋白<3 mg/dl ● 体温>38.9 ℃	● 万古霉素，125 mg 口服，每日 4 次，持续 10～14 天
初次发作，重度，伴肠梗阻	● WBC>15 000/μl ● 肌酐>1.5 倍基线值 ● 白蛋白水平<3 mg/dl ● 体温>38.9 ℃ ● 肠梗阻	● 万古霉素，500 mg 口服，每日 4 次（如果肠梗阻，则直肠给药），±静脉应用甲硝唑，800 mg，每日 3 次
伴并发症	● 中毒性巨结肠 ● 血流动力学不稳定	● 万古霉素，500 mg 口服，每日 4 次，±静脉应用甲硝唑，800 mg，每日 3 次 ● 手术咨询
第一次复发	● 在前一次感染症状消失 8 周内再发 CDI	● 与初始发作相同，如果复发更严重（即使在那些接受甲硝唑的患者中），仍考虑万古霉素
第二次复发	● 第一次的复发之后，如上定义	● 万古霉素，125 mg 口服，每日 4 次，数周内逐渐减量 ● 非达米星，200 mg，每日 2 次，共 10 天 ● 考虑粪菌移植

表 3.3 感染及其危险因素和治疗总结

感染	危险因素	管理患者时需要考虑的要点
细菌性肺炎	● 男性 ● 合并症如 COPD 和癌症 ● 吞咽功能障碍 ● 无法服用口服药物 ● 可见误吸	● 在流感季节（9 月～4 月）需考虑流感可能 ● 确保给予肺炎球菌（PCV13 和 PPSV23）和流感疫苗接种
泌尿道感染	● 泌尿道感染的既往史 ● 留置尿管 ● 存在合并症，如痴呆和糖尿病 ● 男性前列腺肥大	● 不要治疗无症状菌尿 ● 避免经验性使用氟喹诺酮，除非已知药敏结果
蜂窝织炎	● 淋巴水肿或静脉淤血 ● 预先存在的皮肤病，如银屑病和湿疹 ● 糖尿病、充血性心力衰竭和免疫抑制剂的病史	● 对可疑蜂窝织炎需考虑进行鉴别诊断 ● 需排除坏死性筋膜炎的可能 ● 寻找提示 MRSA 感染的症状和体征（如引流出脓液）
艰难梭菌感染	● 定期接触医疗保健系统 ● 暴露于广谱抗生素 ● 住在长期护理机构	● 停用导致 CDI 的抗生素 ● 禁用抑制肠蠕动药（如洛哌丁胺） ● 对所有确诊病例，鼓励采取严格的接触预防措施

关键点

1. 老年人感染可能不典型，常常缺乏感染的基本征象，如发热和白细胞增多症。
2. 推荐在 65 岁及以上的老年人中进行肺炎球菌结合疫苗接种（PCV13），根据最近一项研究证实其在疫苗型社区获得性肺炎和疫苗型侵袭性肺炎中的疗效。
3. 区分无症状菌尿和症状性尿道感染至关重要，因为无症状的菌尿不需要用抗生素治疗。
4. 减少不必要的抗生素使用进而减少易感性，尽可能减少疾病的传播，特别是在医院和长期护理机构，是预防老年人艰难梭菌感染的常用方法，表 3.3 是对最常见的感染及其危险因素和治疗的总结。

参考文献

1. Mouton CP, Bazaldua OV, Pierce B, Espino DV. Common infections in older adults. Am Fam Physician. 2001;63(2):257–68.
2. Gorina YHD, Lentzner H, Goulding M. Trends in causes of death among older persons in the United States, Aging trends, vol. 6. Hyattsville: National Center for Health Statistics; 2006.
3. Christensen KL, Holman RC, Steiner CA, Sejvar JJ, Stoll BJ, Schonberger LB. Infectious disease hospitalizations in the United States. Clin Infect Dis. 2009;49(7):1025–35.
4. Curns AT, Holman RC, Sejvar JJ, Owings MF, Schonberger LB. Infectious disease hospitalizations among older adults in the United States from 1990 through 2002. Arch Intern Med. 2005;165(21):2514–20.
5. Pop-Vicas A, Tacconelli E, Gravenstein S, Lu B, D'Agata EM. Influx of multidrug-resistant, gram-negative bacteria in the hospital setting and the role of elderly patients with bacterial bloodstream infection. Infect Control Hosp Epidemiol. 2009;30(4):325–31.
6. Yoshikawa TT. Antimicrobial resistance and aging: beginning of the end of the antibiotic era? J Am Geriatr Soc. 2002;50(7 Suppl):S226–9.
7. Gomez CR, Boehmer ED, Kovacs EJ. The aging innate immune system. Curr Opin Immunol. 2005;17(5):457–62.
8. Goodwin K, Viboud C, Simonsen L. Antibody response to influenza vaccination in the elderly: a quantitative review. Vaccine. 2006;24(8):1159–69.
9. Bertoni AG, Saydah S, Brancati FL. Diabetes and the risk of infection-related mortality in the U.S. Diabetes Care. 2001;24(6):1044–9.
10. Katona P, Katona-Apte J. The interaction between nutrition and infection. Clin Infect Dis. 2008;46(10):1582–8.
11. Kaiser MJ, Bauer JM, Ramsch C, Uter W, Guigoz Y, Cederholm T, et al. Frequency of malnutrition in older adults: a multinational perspective using the mini nutritional assessment. J Am Geriatr Soc. 2010;58(9):1734–8.
12. Compton GA. Bacterial skin and soft tissue infections in older adults. Clin Geriatr Med. 2013;29(2):443–59.
13. Quagliarello V, Ginter S, Han L, Van Ness P, Allore H, Tinetti M. Modifiable risk factors for nursing home-acquired pneumonia. Clin Infect Dis. 2005;40(1):1–6.
14. Donlan RM. Biofilm formation: a clinically relevant microbiological process. Clin Infect Dis. 2001;33(8):1387–92.
15. D'Agata E, Loeb MB, Mitchell SL. Challenges in assessing nursing home residents with advanced dementia for suspected urinary tract infections. J Am Geriatr Soc. 2013; 61(1):62–6.
16. Norman DC. Fever in the elderly. Clin Infect Dis. 2000;31(1):148–51.
17. Gleckman R, Hibert D. Afebrile bacteremia. A phenomenon in geriatric patients. JAMA. 1982;248(12):1478–81.
18. High KP, Bradley SF, Gravenstein S, Mehr DR, Quagliarello VJ, Richards C, et al. Clinical practice guideline for the evaluation of fever and infection in older adult residents of long-term care facilities: 2008 update by the Infectious Diseases Society of America. Clin Infect Dis. 2009;48(2):149–71.
19. Ahkee S, Srinath L, Ramirez J. Community-acquired pneumonia in the elderly: association of mortality with lack of fever and leukocytosis. South Med J. 1997;90(3):296–8.
20. Faulkner CM, Cox HL, Williamson JC. Unique aspects of antimicrobial use in older adults. Clin Infect Dis. 2005;40(7):997–1004.
21. Drusano GL, Munice Jr HL, Hoopes JM, Damron DJ, Warren JW. Commonly used methods of estimating creatinine clearance are inadequate for elderly debilitated nursing home patients. J Am Geriatr Soc. 1988;36(5):437–41.

22. Budnitz DS, Shehab N, Kegler SR, Richards CL. Medication use leading to emergency department visits for adverse drug events in older adults. Ann Intern Med. 2007;147(11):755–65.
23. Shehab N, Patel PR, Srinivasan A, Budnitz DS. Emergency department visits for antibiotic-associated adverse events. Clin Infect Dis. 2008;47(6):735–43.
24. Strausbaugh LJ, Joseph CL. The burden of infection in long-term care. Infect Control Hosp Epidemiol. 2000;21(10):674–9.
25. Anand N, Kollef MH. The alphabet soup of pneumonia: CAP, HAP, HCAP, NHAP, and VAP. Semin Respir Crit Care Med. 2009;30(1):3–9.
26. Kaplan V, Angus DC, Griffin MF, Clermont G, Scott Watson R, Linde-Zwirble WT. Hospitalized community-acquired pneumonia in the elderly: age- and sex-related patterns of care and outcome in the United States. Am J Respir Crit Care Med. 2002;165(6):766–72.
27. Loeb M. Pneumonia in older persons. Clin Infect Dis. 2003;37(10):1335–9.
28. Marik PE. Aspiration pneumonitis and aspiration pneumonia. N Engl J Med. 2001; 344(9):665–71.
29. Smith MD, Derrington P, Evans R, Creek M, Morris R, Dance DA, et al. Rapid diagnosis of bacteremic pneumococcal infections in adults by using the Binax NOW *Streptococcus pneumoniae* urinary antigen test: a prospective, controlled clinical evaluation. J Clin Microbiol. 2003;41(7):2810–3.
30. Jackson ML, Neuzil KM, Thompson WW, Shay DK, Yu O, Hanson CA, et al. The burden of community-acquired pneumonia in seniors: results of a population-based study. Clin Infect Dis. 2004;39(11):1642–50.
31. Vergis EN, Brennen C, Wagener M, Muder RR. Pneumonia in long-term care: a prospective case–control study of risk factors and impact on survival. Arch Intern Med. 2001;161(19): 2378–81.
32. Mandell LA, Wunderink RG, Anzueto A, Bartlett JG, Campbell GD, Dean NC, et al. Infectious Diseases Society of America/American Thoracic Society consensus guidelines on the management of community-acquired pneumonia in adults. Clin Infect Dis. 2007;44 Suppl 2:S27–72.
33. Juthani-Mehta M, De Rekeneire N, Allore H, Chen S, O'Leary JR, Bauer DC, et al. Modifiable risk factors for pneumonia requiring hospitalization of community-dwelling older adults: the Health, Aging, and Body Composition Study. J Am Geriatr Soc. 2013;61(7):1111–8.
34. Moberley S, Holden J, Tatham DP, Andrews RM. Vaccines for preventing pneumococcal infection in adults. Cochrane Database Syst Rev. 2013;(1):CD000422.
35. Bonten MJ, Huijts SM, Bolkenbaas M, Webber C, Patterson S, Gault S, et al. Polysaccharide conjugate vaccine against pneumococcal pneumonia in adults. N Engl J Med. 2015; 372(12):1114–25.
36. Lexau CA, Lynfield R, Danila R, Pilishvili T, Facklam R, Farley MM, et al. Changing epidemiology of invasive pneumococcal disease among older adults in the era of pediatric pneumococcal conjugate vaccine. JAMA. 2005;294(16):2043–51.
37. DiazGranados CA, Dunning AJ, Kimmel M, Kirby D, Treanor J, Collins A, et al. Efficacy of high-dose versus standard-dose influenza vaccine in older adults. N Engl J Med. 2014; 371(7):635–45.
38. Fiore AE, Uyeki TM, Broder K, Finelli L, Euler GL, Singleton JA, et al. Prevention and control of influenza with vaccines: recommendations of the Advisory Committee on Immunization Practices (ACIP), 2010. MMWR Recomm Rep. 2010;59(RR-8):1–62.
39. DiazGranados CA, Dunning AJ, Jordanov E, Landolfi V, Denis M, Talbot HK. High-dose trivalent influenza vaccine compared to standard dose vaccine in elderly adults: safety, immunogenicity and relative efficacy during the 2009–2010 season. Vaccine. 2013;31(6):861–6.
40. Schappert SM, Rechtsteiner EA. Ambulatory medical care utilization estimates for 2007. Vital Health Stat 13, Data from the National Health Survey. 2011;(169):1–38.
41. Juthani-Mehta M. Asymptomatic bacteriuria and urinary tract infection in older adults. Clin Geriatr Med. 2007;23(3):585–94.
42. Nicolle LE, Bradley S, Colgan R, Rice JC, Schaeffer A, Hooton TM, et al. Infectious Diseases Society of America guidelines for the diagnosis and treatment of asymptomatic bacteriuria in

adults. Clin Infect Dis. 2005;40(5):643–54.
43. Das R, Perrelli E, Towle V, Van Ness PH, Juthani-Mehta M. Antimicrobial susceptibility of bacteria isolated from urine samples obtained from nursing home residents. Infect Control Hosp Epidemiol. 2009;30(11):1116–9.
44. Jackson SL, Boyko EJ, Scholes D, Abraham L, Gupta K, Fihn SD. Predictors of urinary tract infection after menopause: a prospective study. Am J Med. 2004;117(12):903–11.
45. Caljouw MA, den Elzen WP, Cools HJ, Gussekloo J. Predictive factors of urinary tract infections among the oldest old in the general population. A population-based prospective follow-up study. BMC Med. 2011;9:57.
46. Nicolle LE. Urinary tract infections in the elderly. Clin Geriatr Med. 2009;25(3):423–36.
47. Hooton TM. Clinical practice. Uncomplicated urinary tract infection. N Engl J Med. 2012;366(11):1028–37.
48. Stone ND, Ashraf MS, Calder J, Crnich CJ, Crossley K, Drinka PJ, et al. Surveillance definitions of infections in long-term care facilities: revisiting the McGeer criteria. Infect Control Hosp Epidemiol. 2012;33(10):965–77.
49. Juthani-Mehta M, Drickamer MA, Towle V, Zhang Y, Tinetti ME, Quagliarello VJ. Nursing home practitioner survey of diagnostic criteria for urinary tract infections. J Am Geriatr Soc. 2005;53(11):1986–90.
50. Olsho LE, Bertrand RM, Edwards AS, Hadden LS, Morefield GB, Hurd D, et al. Does adherence to the Loeb minimum criteria reduce antibiotic prescribing rates in nursing homes? J Am Med Dir Assoc. 2013;14(4):309.e1–7.
51. Juthani-Mehta M, Tinetti M, Perrelli E, Towle V, Quagliarello V. Role of dipstick testing in the evaluation of urinary tract infection in nursing home residents. Infect Control Hosp Epidemiol. 2007;28(7):889–91.
52. Gupta K, Hooton TM, Naber KG, Wullt B, Colgan R, Miller LG, et al. International clinical practice guidelines for the treatment of acute uncomplicated cystitis and pyelonephritis in women: a 2010 update by the Infectious Diseases Society of America and the European Society for Microbiology and Infectious Diseases. Clin Infect Dis. 2011;52(5):e103–20.
53. Oplinger M, Andrews CO. Nitrofurantoin contraindication in patients with a creatinine clearance below 60 mL/min: looking for the evidence. Ann Pharmacother. 2013;47(1):106–11.
54. Gupta K, Sahm DF, Mayfield D, Stamm WE. Antimicrobial resistance among uropathogens that cause community-acquired urinary tract infections in women: a nationwide analysis. Clin Infect Dis. 2001;33(1):89–94.
55. Perrotta C, Aznar M, Mejia R, Albert X, Ng CW. Oestrogens for preventing recurrent urinary tract infection in postmenopausal women. Cochrane Database of Systematic Reviews. 2008;(2).
56. Bianco L, Perrelli E, Towle V, Van Ness PH, Juthani-Mehta M. Pilot randomized controlled dosing study of cranberry capsules for reduction of bacteriuria plus pyuria in female nursing home residents. J Am Geriatr Soc. 2012;60(6):1180–1.
57. Jepson RG, Williams G, Craig JC. Cranberries for preventing urinary tract infections. Cochrane Database Syst Rev. 2012;(10):CD001321.
58. Hersh AL, Chambers HF, Maselli JH, Gonzales R. National trends in ambulatory visits and antibiotic prescribing for skin and soft-tissue infections. Arch Intern Med. 2008;168(14):1585–91.
59. Edelsberg J, Taneja C, Zervos M, Haque N, Moore C, Reyes K, et al. Trends in US hospital admissions for skin and soft tissue infections. Emerg Infect Dis. 2009;15(9):1516–8.
60. Stevens DL, Bisno AL, Chambers HF, Dellinger EP, Goldstein EJ, Gorbach SL, et al. Practice guidelines for the diagnosis and management of skin and soft tissue infections: 2014 update by the Infectious Diseases Society of America. Clin Infect Dis. 2014;59(2):e10–52.
61. Gunderson CG, Martinello RA. A systematic review of bacteremias in cellulitis and erysipelas. J Infect. 2012;64(2):148–55.
62. Gunderson CG. Cellulitis: definition, etiology, and clinical features. Am J Med. 2011;124(12):1113–22.

63. Whitley RJ. A 70-year-old woman with shingles: review of herpes zoster. JAMA. 2009; 302(1):73–80.
64. Cohen JI. Clinical practice: herpes zoster. N Engl J Med. 2013;369(3):255–63.
65. Oxman MN, Levin MJ, Johnson GR, Schmader KE, Straus SE, Gelb LD, et al. A vaccine to prevent herpes zoster and postherpetic neuralgia in older adults. N Engl J Med. 2005;352(22):2271–84.
66. Schmader KE, Oxman MN, Levin MJ, Johnson G, Zhang JH, Betts R, et al. Persistence of the efficacy of zoster vaccine in the shingles prevention study and the short-term persistence substudy. Clin Infect Dis. 2012;55(10):1320–8.
67. Lessa FC, Mu Y, Bamberg WM, Beldavs ZG, Dumyati GK, Dunn JR, et al. Burden of *Clostridium difficile* infection in the United States. N Engl J Med. 2015;372(9):825–34.
68. Henrich TJ, Krakower D, Bitton A, Yokoe DS. Clinical risk factors for severe *Clostridium difficile*-associated disease. Emerg Infect Dis. 2009;15(3):415–22.
69. Pawar D, Tsay R, Nelson DS, Elumalai MK, Lessa FC, Clifford McDonald L, et al. Burden of *Clostridium difficile* infection in long-term care facilities in Monroe County, New York. Infect Control Hosp Epidemiol. 2012;33(11):1107–12.
70. Cohen SH, Gerding DN, Johnson S, Kelly CP, Loo VG, McDonald LC, et al. Clinical practice guidelines for *Clostridium difficile* infection in adults: 2010 update by the society for healthcare epidemiology of America (SHEA) and the infectious diseases society of America (IDSA). Infect Control Hosp Epidemiol. 2010;31(5):431–55.
71. Koo HL, Koo DC, Musher DM, DuPont HL. Antimotility agents for the treatment of *Clostridium difficile* diarrhea and colitis. Clin Infect Dis. 2009;48(5):598–605.

老年人尿失禁

4

Amy Hsu，Anne M. Suskind，Alison J. Huang
（褚 琳 李 夏 译 姜 娟 校）

定义、流行病学及影响

尿失禁（urinary incontinence，UI）定义为不自主地尿液流出[1]。其流行病学数据随着疾病定义与研究人群的不同而变化，男性与女性人群中尿失禁的总体患病率随着年龄的增长而增长。在全世界范围内，60 岁以上人群中30%～60%的女性与 3%～20%的男性出现过尿失禁[2]。在长期护理机构的老年人中，尿失禁的患病率更高，达到了 43%～77%[3]。尽管尿失禁并未直接导致老年人死亡率的增高，但与心理压力[4]、社会隔离[5]、跌倒与骨折[6]、护理负担增加[7]、住入长期护理机构[8]有关。

年龄相关的尿道功能生理性变化

下尿路的生理性变化可能是导致老年人出现尿失禁的原因。随着年龄的增长，膀胱的肌层，即膀胱逼尿肌，收缩强度降低，导致膀胱排空不充分及充盈性尿失禁。在老年女性中，尿失禁可能由尿道闭合压力降低促发[9]，而尿道闭合压力降低主要与雌激素水平下降、血供减少、尿道肌层变薄[10]及肌纤维的密度降低[11]有关。还有证据表明，随着年龄增加会出现盆底肌去神经化及总胶原蛋白含量下降[12]。

尿失禁的病因分类

确定尿失禁的初发类型有助于依据潜在病因的不同而采用不同的治疗方案。在老年人中，尿失禁通常分为压力性、急迫性、混合性、充盈性及功能性，但是许多老年人可能同时存在不止一种类型的尿失禁。

压力性尿失禁 压力性尿失禁的特征是漏尿与引起腹内压增高的活动有

关，例如咳嗽、喷嚏、大笑或锻炼。当尿道括约肌不能承受增加的膀胱压力时就会发生压力性尿失禁。在老年女性中，怀孕、阴道分娩、手术瘢痕、雌激素水平降低或肥胖所致的盆底肌松弛可以导致压力性尿失禁。尿道长度的增加及前列腺对膀胱的附加支撑使压力性尿失禁在男性中不常见，但可能发生在前列腺切除术、经尿道手术及放射治疗后[13-14]。当患者发生呼吸道感染而引起剧烈的咳嗽或打喷嚏，或与腹内压升高相关的体力活动增加时，压力性尿失禁可能明显加重。

急迫性尿失禁　急迫性尿失禁的特征是强烈或突然的尿意后很快出现漏尿。急迫性尿失禁的主要潜在生理机制是逼尿肌出现不受控制的收缩（也称为逼尿肌过度活动），导致反复的、不自主的排尿冲动。如果逼尿肌收缩产生足够的膀胱压力而超过尿道括约肌的作用，就可能导致漏尿[15]。逼尿肌过度活动在老年人中经常是特发性的，且患病率随着年龄的增长而增长[16]，这可能是由于影响膀胱收缩的神经递质的释放发生了变化[17]。逼尿肌过度活动也可能与导致皮质抑制减少的神经系统疾病相关，例如脑卒中、帕金森病和阿尔茨海默病[15]。

急迫性尿失禁通常被认为是膀胱过度活动症中的一部分，其特征是反复的排尿冲动导致白天尿频和（或）夜尿增多[18]。一些膀胱过度活动症患者不会出现尿失禁（即“干性”膀胱过度活动症）[19]，但因为潜在的病理生理学与急迫性尿失禁（即“湿性”膀胱过度活动症）[19]相同，不管尿失禁是否发生，其处理方法是相似的[14]。

在老年人中，逼尿肌过度活动可以与逼尿肌收缩功能损伤共存，导致“逼尿肌过度活动伴收缩功能受损（detrusor hyperactivity with impaired contractility，DHIC)”。逼尿肌过度活动发生在膀胱充盈期，而收缩功能损伤发生在膀胱排空期，导致在没有膀胱尿道出口梗阻的情况下出现急迫性尿失禁伴排尿后残余尿量增多。患者出现漏尿、尿等待、尿淋漓以及提示充盈性尿失禁的尿频，同样是急迫性尿失禁的症状。逼尿肌过度活动伴收缩功能受损的患病率随着年龄而增高[20]，在患有认知缺陷和活动受限的老年人中更常见[21]。逼尿肌过度活动伴收缩功能受损由于缺乏特异性的症状而不易诊断和治疗，也可能与膀胱过度活跃症的诊断相混淆[21]。

混合性尿失禁　混合性尿失禁是指在老年患者，尤其是老年女性患者中，急迫性尿失禁与压力性尿失禁同时存在。混合性尿失禁患者可以同时具有压力性和急迫性尿失禁的症状，或以某一类型的症状为主[22]。由于许多混合性尿失禁患者主要表现为急迫性或压力性尿失禁的症状，因此，可以通过主要症状类型指导治疗。混合性尿失禁占男性尿失禁患者10%～30%[2]，在女性尿失禁患者中高达50%[23]，且患病率随着年龄增长而增加[24]。

充盈性尿失禁 充盈性尿失禁是膀胱中的尿量超出膀胱的总容量而导致的漏尿。充盈性尿失禁两种主要的潜在机制是膀胱活动低下及膀胱出口梗阻。膀胱活动低下（也称为逼尿肌活动不全或逼尿肌收缩受损）的特征在于膀胱收缩强度降低和（或）持续时间减少，而导致膀胱排空功能受损[18]。膀胱活动低下可以发生在急性病中，如尿道感染或药物使用；也可以发生在慢性病中，如糖尿病或慢性膀胱活动低下[25]。膀胱活动低下的老年人对膀胱充盈感觉下降，并且不能充分地收缩膀胱部位肌肉。在充盈性尿失禁出现前，患者可能出现尿等待、排尿不尽或尿紧张[25]。

即使没有膀胱活动低下，单纯膀胱出口梗阻也能够导致充盈性尿失禁。梗阻引起的尿潴留导致膀胱过度扩张，从而出现漏尿。在老年男性中，膀胱出口梗阻的一个常见病因就是前列腺肥大。在老年女性中，膀胱出口梗阻较少见，但可能由盆腔器官脱垂、尿道损伤或狭窄引起[13,26]。

功能性尿失禁 功能性尿失禁被定义为在泌尿系统正常时出现的漏尿，通常由身体和认知的损伤或系统性疾病等因素引起。功能性尿失禁在严重残疾的老年人中更常见，因为这类患者无法及时意识到排尿或如厕的需求。功能性尿失禁的部分病因是可逆的，将在下面的章节详述[27-28]。

不同类型尿失禁的年龄分布情况

在女性人群中，压力性尿失禁的患病率随着年龄的增长而降低，从50～59岁年龄段中的35%下降到80岁及以上年龄段中的15%。反之，急迫性尿失禁的患病率随着年龄的增长而升高，从50～59岁年龄段中的9%升高到85～89岁年龄段中的23%[29-30]。混合性尿失禁的患病率也从50～59岁年龄段中的15%升高到80岁及以上年龄段中的30%[29,31]。在男性人群中，急迫性尿失禁是最常见的类型，占2.5%～10%，而压力性尿失禁仅占1.6%～2.5%[24,32]，并且主要发生在前列腺根治术后。

非尿道病因尿失禁的分类

“DIAPPERS”，即谵妄（Delirium）、感染（Infection）、萎缩性阴道炎或尿道炎（Atrophic vaginitis or urethritis）、药物（Pharmaceuticals）、精神疾病（Psychiatric disorders）、尿量过多（Excessive urine production）、活动受限（Restricted mobility）、粪便嵌塞（Stool impaction），已被广泛用于描述老

年人中引起尿失禁的常见非泌尿生殖道病因[33]（表 4.1）。由于这些病因中许多都是可逆的，因此建议临床医师在专注考虑膀胱、尿道或盆底的潜在缺陷前，应当评估并治疗这些非泌尿生殖道病因。

表 4.1　尿失禁的非泌尿生殖道病因与治疗：DIAPPERS

病因	治疗
谵妄	控制谵妄，床边坐便器
感染	明确和治疗尿路感染
萎缩性阴道炎或尿道炎	局部或阴道内给予雌激素
药物	停用或调整药物的剂量或疗程
精神疾病	治疗抑郁症，床边坐便器
尿量过多	治疗基础疾病，停用或调整利尿剂
活动受限	床边坐便器预防跌倒，物理治疗
粪便嵌塞	通畅大便，保护肠道

谵妄　谵妄是住院或近期住院的老年患者中出现尿失禁最常见的病因之一。感觉混乱导致患者无法意识到尿意并及时如厕[34]。当谵妄症状好转后尿失禁症状通常也会消失[35]。

感染　尿路感染可以引起或促进尿急和尿失禁[35]。通过尿液培养确定病原体非常重要，可以避免抗生素滥用。在老年女性中，尿路感染与无症状性菌尿很难区分，而后者无需抗生素治疗。

萎缩性阴道炎或尿道炎　在老年女性中，萎缩性尿道炎可能引起排尿困难或刺激性排尿等症状而被误认为尿路感染。在临床工作中，萎缩性尿道炎是由盆腔检查所见的炎症和萎缩提示，与雌激素水平下降相关，包括阴道黏膜毛细血管扩张、瘀点、糜烂、红斑或脆性增加。如果局部雌激素试验性治疗或其他针对萎缩的局部治疗可减轻症状，则有助于疾病的诊断[35]。

药物　药物是常见的导致尿失禁的因素，尤其是在多种药物联合治疗的老年人中。典型的药物包括增加尿量的药物（利尿剂）、减弱膀胱收缩功能的药物（抗胆碱能药和钙通道阻滞剂）、加重便秘的药物（阿片类药物）、损害认知的药物（精神药物、镇静剂）或加重前列腺相关膀胱流出道梗阻的药物（α-激动剂）[35]。

精神疾病　抑郁和精神运动迟缓可能导致老年人无法意识到尿意并及时

如厕。在急迫性尿失禁患者中，焦虑和心理压力也被认为是逼尿肌过度活动及膀胱过度活动的可能病因[36-37]。

尿量过多 尿量过多可能导致老年人不能及时如厕。导致尿量过多的因素包括：摄入液体过多、糖尿病（高血糖症）、高钙血症、尿崩症或利尿剂等药物使用。

活动受限 活动受限可以导致功能性尿失禁，使老年人无法及时如厕[35,38]。脱衣困难等活动障碍可能也是部分病因。使用床边坐便器有助于改善夜间尿失禁情况，同时需要照护者加强照顾以预防移动时跌倒。

粪便嵌塞 在住院患者或卧床的老年人中，如果粪便嵌塞使膀胱压力升高或是阻塞膀胱流出道时，粪便嵌塞就可能成为尿失禁的病因之一。由于肠和膀胱由相同的神经丛支配，便失禁可以与尿失禁共存[38]。

评估

筛查

不到一半的尿失禁老年患者会主动求医治疗[39]，且求助的男性患者通常少于女性患者[40]。因此，建议对老年人进行系统筛查以避免漏诊尿失禁[41-42]。筛查问题可能包括："您是否有膀胱方面的困扰？""当您不想小便时是否也会排尿？"或"您是否使用护垫或穿成人纸尿裤？"[13]。

如果检查发现患者存在尿失禁，临床医生应该尝试确定患者被症状困扰的程度以及尿失禁在其他健康问题中的重要程度，才能给予其最合适的治疗策略。除了急性可逆性病因外，例如尿路感染，治疗方案应该由患者来选择，因为有些治疗策略，特别是侵入性治疗，可能带来机体的不良反应。

病史

一旦尿失禁的诊断确定，首先应该评估其非泌尿生殖道病因（用表 4.1 中 DIAPPERS）[13]。某些慢性疾病，如糖尿病、脑卒中、阿尔茨海默病、帕金森综合征和关节炎，可以被认为是老年人尿失禁的病因或促进因素。回顾了解患者整体状态，包括感觉障碍和生活方式因素，如运动和液体摄入，可以识别患者发生尿失禁的病因[22]。对所有老年人来说，对用药史的全面回顾很重要，可以帮助识别促进尿失禁发生的特定药物。另外，在具有认知障碍的老年人中，护理人员所提供或补充的信息对于诊断是很有帮助的[34]。

在评估了非泌尿生殖道因素后，需要进一步确定可能引起尿失禁的泌尿生殖道病因，并且注意有时多种病因可能同时存在。有些已经证实的问题可以帮助确定尿失禁的类型。对压力性尿失禁而言，如果患者对"当您在突然的体力劳动、咳嗽、打喷嚏或举重物时是否出现过漏尿?"给予肯定回答时，患者发生压力性尿失禁的可能性增高。如果患者给予否定回答，那么尿失禁的类型就不太可能是压力性尿失禁[22,43]。与之相似的确定急迫性尿失禁的问题是"你是否经历过强烈而突然的尿意以至于在到达厕所之前就出现了漏尿?"[22,43]。对于逼尿肌过度活动，询问尿急、尿频程度及有无尿失禁可以帮助建立诊断，但没有症状并不能排除逼尿肌过度活动的可能性[22,43]。回顾妇女的产科及妇科相关病史，如分娩次数、盆底手术史或放射治疗，可以识别压力性尿失禁的危险因素。

在识别尿失禁的类型之后，明确持续时间、频率、容量、时间及相关因素可以指导进一步的诊治。临床医生确定尿失禁严重程度的一种方法是询问患者使用护垫的数量、类型、更换频率及护垫的饱和程度，作为尿失禁症状严重性的指标[44]。排尿日记可能是一种更准确的回忆症状的频率与严重性的方式。以最困扰患者的症状及其对日常生活的影响为出发点，能够保证讨论以患者为中心[13]。

排尿日记

对于难以回忆和表述其排尿和尿失禁发作特征的患者，日常排尿或膀胱日记可用于记录和分类症状，以及监测对治疗的反应。可以指导患者记录他们饮水的量和类型、漏尿发生及如厕的时间、每次排尿量和尿失禁的促发因素，以及与活动和睡眠的关系。记录3～7天通常就足以确定一般类型，并可以防止日记疲劳[44]。每日膀胱日记的案例可以在国家肾和泌尿系统疾病信息交流网站上找到（http://kidney.niddk.nih.gov/Kudiseases/pubs/diary/index.aspx）。

问卷调查

已经有多种经过验证的问卷可用来发现及区别各种临床类型的尿失禁。3个失禁问题（3IQ）是一个包括3个问题的问卷。该问卷经301个社区居住的能走动的妇女验证，其中年龄最高达94岁，可被用于妇女急迫性和压力性尿失禁的诊断[45]。应用专业评价作为诊断金标准，此问卷对于分类急迫性尿失禁的敏感度为0.75，特异度为0.77，对于分类压力性尿失禁的敏感度为0.86，特异度为0.60。

密歇根尿失禁症状指数（M-ISI）是一个由10个问题组成的问卷，可用于区分压力性尿失禁、急迫性尿失禁和混合性尿失禁，以及衡量尿失禁的困扰程度及严重性，男女皆可使用[46]。该指数在88岁以下妇女中获得验证。评分越高表示症状与困扰越严重。问卷中为尿失禁的各亚型设置了诊断标准：

评分≥3 分（问题 1～3）的临床意义为压力性尿失禁阳性，评分≥5（问题 4～6）的临床意义为急迫性尿失禁阳性，对于评分≥7 时为整个调查问卷的筛查阳性[47]。当患者评分减少至少 4 分时意味着尿失禁程度的改善[46]。

在男性中，美国泌尿协会症状指数（AUA-SI）可以识别下泌尿道症状相关的膀胱出口梗阻[26]，这可以帮助指导进一步的评价和治疗，虽然这个指数没有特异性地涉及尿失禁的问题。

体格检查

体格检查应该根据患者叙述的特异性症状进行调整。有便秘和粪便嵌塞风险的患者可能需要直肠检查以识别和治疗粪便嵌塞，并评估括约肌紧张性和会阴感觉功能[14,38]。对于主诉可能有充盈性尿失禁症状的患者，腹部检查可能发现严重的膀胱膨胀，但对排除排尿后残余尿量增加不敏感。由于老年人中认知功能障碍和（或）功能损伤的患病率较高，评估这些病症的严重性可能有助于确定这些因素对尿失禁是否具有促进作用。对于报告可能有阻塞性尿路症状的老年男性，进行前列腺检查以识别前列腺增大的程度可能会有提示意义。

在老年妇女中，盆腔检查可能有助于确定压力性尿失禁的诊断，识别显著的盆腔器官脱垂，发现可能的恶性肿瘤，或提示萎缩性阴道炎的炎症迹象，这些均为尿失禁症状的促进因素[14]。由于疼痛或活动受限，老年妇女的盆腔检查可能很不舒服，因此，可以适当地更改或调整检查方式以尽量减少老年患者的不适。双合诊检查足以在不使用窥阴器的情况下发现诸如盆腔脱垂等异常。如果需要窥阴器检查，临床医生可以在可能出现外阴阴道萎缩的妇女中使用超窄窥阴器并辅助使用润滑剂。也可以在窥阴器及双合诊检查之前局部使用利多卡因以尽量减少不适。活动受限或关节疼痛的患者可选择比截石位更舒适的体位，例如侧卧位（侧卧位，髋关节和膝关节屈曲）或 V 型体位（仰卧，髋关节外展，膝关节伸展）[48]。

仰卧位空膀胱应力试验（supine empty bladder stress test，SEBST）可以用于诊断妇女严重压力性尿失禁[49]。此试验在排尿后进行。患者呈仰卧位，按要求进行咳嗽或 Valsalva 试验。在操作期间尿道口出现漏尿则提示压力性尿失禁。SEBST 试验结果与压力性尿失禁的严重程度有关，例如患者报告的尿失禁频率，以及评估尿失禁影响的问卷回答[49]。

检查/实验室检查

对于所有尿急的老年患者，应该行尿常规分析以评估血尿、脓尿或糖尿。血尿定义为显微镜下每高倍视野出现 3 个以上红细胞，且在重复检查中持续存在。如果出现血尿，有必要进行进一步的泌尿系统检查[38]。当老年女性检测细菌含量时，可能需要通过导尿管来获取样本，因为老年女性较难收集干净样本。

对于可能患有充盈性尿失禁的老年患者，通过超声或膀胱导管置入术测量排尿后残余尿量（post-void residual volume，PVR），可以用于评估尿潴留。由于测量PVR在初级卫生机构难以实现，应重点评估膀胱出口梗阻或膀胱排空不完全危险增加的患者。在老年妇女中，这些危险因素可能包括盆腔器官脱垂、糖尿病神经系统后遗症、脑卒中或服用了可能促进尿潴留的药物[50]。除非怀疑膀胱出口梗阻，轻度至中度症状的老年男性并不需要常规进行PVR测试[51]。

PVR的意义是复杂的，因为正常PVR的范围不是标准化的。有证据表明PVR增加并不总是与老年妇女的泌尿系症状相关[52]。通常，我们把大于200 ml的PVR认为是残余尿量增加。但是研究表明单次PVR在该范围的个体中大部分在重复检测时将表现正常的PVR[52]。在PVR持续超过300 ml的患者中，临床医生也可以考虑检测血清肌酐来评估与慢性PVR升高相关的肾衰竭[53]。

治疗

开始治疗之前，临床医生应该和患者讨论治疗方案，并制订可衡量的目标，以确保治疗计划与患者的愿望相一致[53]。除了简单地减少漏尿的频率和量之外，患者可能还有其他的目标，例如参与社交活动或减少照护者的负担[54]。确定现实的期望也很重要，因为尿失禁可能最终也无法治愈，特别是在患者存在频繁或严重尿失禁的情况下。

一般治疗

改变生活方式

生活方式的改变可以单独用于处理尿失禁或作为临床治疗的补充。这些改变包括减少咖啡因摄入、改变液体摄入的时间和减轻体重（在超重或肥胖的患者中）[54]。在男性[32]和女性[55-56]进行的大规模研究表明，每天摄入2～4杯咖啡等量的咖啡因与尿失禁的症状有关。对于以含咖啡因饮料作为主要日常水分补充的人来说，将这类饮料减少至每日少于2杯咖啡的咖啡因含量时有利于身体健康，虽然这一策略还没有在干预对照研究中进行评估。总的液体摄入量对尿失禁的发病机制作用很小[57]，老年人每天应该消耗至少30 ml/kg的液体以弥补代谢损失[58]。然而，对于如厕有困难或有夜间尿失禁的老年人，在睡觉前限制液体摄入有助于控制症状。

减肥也可以改善超重和肥胖妇女的尿失禁[59]，推测是因为减少腹部重量导致膀胱内压力下降。减肥不仅包括通过减重手术的手术减肥[60]，还有通过饮食和运动干预实现的减肥[61]。有关体重减轻对尿失禁影响的研究并不能用于体弱的老年人，因为在这些人中体重减轻可能是一个不良的预后标志，特别是如果减轻的体重成分是肌肉而不是脂肪。

防护服装和护垫

老年人，特别是居住在长期护理机构或是日常生活活动依赖于照护者的人，可能更喜欢使用护垫或保护内衣来处理尿失禁[62-63]。在几个评估患者偏好的试验中，女性更喜欢一次性拉拉裤，但是拉拉裤最贵，而尿片对男性而言最具性价比[64]。如果首选了纸尿裤或尿片，用一次性软布温和地清洁并使用皮肤保护剂可以预防皮肤损伤[65]。

行为干预

在处理了尿失禁的非泌尿系统病因（即 DIAPPERS），且适当调整了生活方式后，行为干预是主要的治疗措施，特别是在体弱的老年人中[66]。这些干预包括：鼓励排尿，膀胱再训练，定时排尿，以及将如厕和运动疗法结合在一起[66]。鼓励排尿，包括对患者如厕行为给予积极的表扬和赞美，可以增加患者如厕或自主如厕的请求[66]。对于尚能说出自己名字、在他人协助下能活动并且能找到照护者帮助的短期住疗养院或需家庭照护者的老人[67]，鼓励排尿可以减少这类患者尿失禁的发生[68]。膀胱再训练包括记录患者的排尿习惯，然后设置一个如厕时间表以赶在漏尿前进行排尿[69]。对于身体和（或）认知缺损的老年人进行习惯再培训试验发现，照护者频繁提供帮助的益处尚不明确[69]。一项非强化干预是定时排尿，其目的是安排患者在固定的时间间隔排尿。两项定时排尿联合其他干预措施的试验表明，定时排尿可能减少夜间尿失禁[70]。在常规如厕的基础上增加力量训练，将如厕和运动疗法结合减少了20%尿失禁的发生[71]，但这些疗法需要受过训练的工作人员来进行[72]。

盆底肌训练

盆底肌训练（pelvic floor muscle training，PFMT）或 Kegel 练习，是非侵入性尿失禁治疗的关键组成部分，并已被证实对急迫性尿失禁、压力性尿失禁和混合性尿失禁有效[54]。这些练习涉及重复的自发性盆底肌肉收缩[73]，以增加肌肉收缩强度、耐力和协调性[58]。训练功效取决于患者是否能够鉴别和选择正确的肌肉，以及坚持频繁和持续的训练[54]。因此，监督 PFMT 计划可能比自我指导计划更有效[58]，尽管来自随机对照试验的数据仅为两者比较提供了有限的数据[74]。在患有压力性尿失禁的女性患者中，相比于没有积极治疗，进行 PFMT 实现有效控制尿失禁的治疗次数（number needed to treat，

NNT）是 3[75]。已显示 PFMT 可以每天平均减少急迫性尿失禁 1.2 次发作，混合性尿失禁 0.7 次发作，压力性尿失禁 0.9 次发作[76]。

包括生物反馈在内的其他干预措施已被用于增强 PFMT 效果，健康专家的指导或某种阴道装置可以让患者知道盆底肌肉如何被激活，并可以潜在地增强 PFMT 的结果，但在女性进行的随机对照试验显示存在偏差，接受生物反馈的女性与对照组相比，在临床设置阶段需要花费更多的时间[77]。通过盆底肌肉主动收缩以防止插入阴道的锥体滑脱，也可以用于提供渐进性肌肉负荷与 PFMT[78]。放置在阴道中的表面电极对盆底进行电刺激也可以辅助用于 PFMT 练习[39]。PFMT 在改善和治疗压力性尿失禁方面特别有效，但也可以用于尿失禁的所有其他亚型[79]。PFMT 的试验周期范围为 4 周至 6 个月[80]。告知患者预计 PFMT 的疗程可能是 6～10 周，每周 3～5 天，并且可能需要更长时间才能看到临床症状的改善，可以帮助患者设定看到疗效所需的时间和努力。

在男性中，没有足够的证据表明 PFMT 对前列腺手术后的尿失禁有益[81]。然而，用表面电极装置的电刺激与 PFMT 一起使用可以在短期（6 个月）内改善症状[82]。

急迫性尿失禁的特异性治疗

冲动抑制和膀胱训练是专门用于解决急迫性尿失禁的两种行为技术。冲动抑制采取分心和放松技术相结合，从急迫性感觉上转移注意力，而盆底肌肉锻炼用于抑制逼尿肌收缩。当感觉到排尿的冲动时，教育患者避免冲向厕所，而是保持静止，缓慢深呼吸，有意激活盆底肌肉，并等待排尿冲动过去[54]。冲动抑制经常结合膀胱训练技术，延长排尿间隔以减少排尿频率，增加膀胱容量，恢复膀胱正常功能[54,75]。在女性中，与无积极治疗相比，膀胱训练改善尿失禁的 NNT 是 2[75]。膀胱训练可与 PFMT 相结合，尽管试验研究没有显示额外的好处[83]。

如果行为治疗方法不能成功控制急迫性尿失禁，抗毒蕈碱药物可能有效地改善尿失禁发作的频率。在检查了与患者目前服用药物的相互作用后，以最低剂量开始使用抗毒蕈碱药物[54]。抗毒蕈碱药物通过阻断乙酰胆碱刺激毒蕈碱受体而减少逼尿肌收缩[84]。在对女性患者疗效的系统评估中，与安慰剂相比，不同的抗毒蕈碱药物对尿失禁症状的改善效果相似，实现控制尿失禁的 NNT 是 6～12[75]（表 4.2）。当只关注包含老年人的研究时，平均疗效是每 24 h 减少小于 1 次的漏尿发作[88]。

抗毒蕈碱药物的常见副作用包括口干、便秘、消化不良、头痛和头晕。超过一半的患者在治疗 1 年后停止服用抗毒蕈碱药物[89]。服用抗毒蕈碱药物时急性尿潴留的发病率随年龄增长而增加，在 84～88 岁的男性中达到 6.9/1000 人-年[90]。此外，许多抗毒蕈碱药物的试验排除了在基线水平上排尿后

表 4.2 抗毒蕈碱药物

治疗急迫性尿失禁的抗毒蕈碱药物	剂量	实现有效控制尿失禁的NNT[a]（与安慰剂相比）	调整剂量	副作用（所有药剂均有口干、便秘、消化不良、头痛、头晕、胃肠蠕动减少）	出现副作用的NNH[a]（与安慰剂相比）
达非那新	每日 7.5～15 mg	9[b]	肝损伤时最大剂量是7.5 mg/d	小部分老年人出现中枢神经系统影响[c]	
非索罗定	每日 4～8 mg	8	血清肌酐清除率小于30 ml/min 时最大剂量是 4 mg		
奥昔布宁	速释片：2.5 mg，每日 2～3 次 缓释片：每日 5～30 mg 贴剂：每周 2 次，每次 1 片	9		失眠，经皮给药的皮肤不良反应；经皮给药的副作用报道较少	
索利那新	每日 5～10 mg	9	血清肌酐清除率小于30 ml/min 或肝损伤时的最大剂量是每日 5 mg	QT 段延长[d]	6
托特罗定	速释片：1～2 mg，每日 2 次 缓释片：每日 2～4 mg	12	血清肌酐清除率小于30 ml/min时，最大剂量是1 mg 每日 2 次（速释片）及每日 2 mg（缓释片）；肝损伤时禁用	QT 段延长[d]，幻觉 8	
曲司氯铵	每日 20 mg	9	血清肌酐清除率小于30 ml/min 时每日最大剂量是 20 mg；肝损伤时禁用	头晕，认知的副作用较少（不能穿透血脑屏障）[d]	
米拉贝隆	25～50 mg		血清肌酐清除率小于30 ml/min 时每日最大剂量是 25 mg；肝损伤时禁用	监测心率和血压	

NNH：出现副作用的治疗次数

[a] Qaseem 等[75]

[b] 尿失禁症状改善而非消失

[c] Macdiarmid[85]，Chughtai 等[86]

[d] Hesch[87]

残余尿量增加的男性，因此低估了总体风险[91]。因此，患者可能需要在开始服药后前 30 天监测排尿后残余尿量或尿潴留症状[90]。另一个问题是抗毒蕈碱药物对老年人认知的影响。使用缓释奥昔布宁治疗后记忆恶化并召回药物已有报道[92]。抗胆碱能药物，包括抗毒蕈碱药物，累积使用剂量越大，在 10 年期间发生阿尔茨海默病的风险随之增加[93]。此外，抗毒蕈碱药物在已知尿潴留或胃潴留和未控制的闭角型青光眼患者中禁用[87]。

一类新的药物，β_3 肾上腺素受体激动剂，自 2012 年开始用于治疗急迫性尿失禁和膀胱过度活动症，并为希望避免抗毒蕈碱药物副作用的患者提供一个可能的替代方案。米拉贝隆是目前唯一可用的此类药物，其 NNT 是 12[75]。在 2 期和 3 期研究中，75 岁及以上的患者约 550 名（占 10%），安全性或有效性在 65 岁及以上人群中与在 65 岁以下人群中没有发现存在差异[94]。最常见的导致停药的不良反应是恶心、头痛、高血压、腹泻、便秘、头晕和心动过速[94]。该药在上市后也有尿潴留的报告，导致 FDA 规定谨慎用于膀胱出口梗阻的患者[94]。目前数据有限，难以表明米拉贝隆与抗毒蕈碱药物联合应用的有效性和安全性。

在急迫性尿失禁和膀胱出口梗阻的男性中，α 受体阻滞剂可能比抗毒蕈碱药物更容易耐受，但可能引起直立性低血压和头晕。如果在适当使用 α 受体阻滞剂后尿失禁症状持续存在，可以加用抗毒蕈碱药物[95]。在开始服药前检查排尿后残余尿量可能适用于有尿潴留风险的患者[26]。抗毒蕈碱药物和 α 受体阻滞剂联合应用的副作用主要发生在具有跌倒和精神状态改变风险的体弱老年人。

压力性尿失禁的特异性治疗

定时的盆底肌收缩是指在引起压力性漏尿活动之前进行的自我控制，这种方式已被证明对妇女轻度至中度压力性尿失禁有帮助[96]。该训练涉及增强盆底肌强度，并使盆底肌在引起漏尿的活动之前或活动期间有意识地封闭尿道，例如在打喷嚏或咳嗽之前[54]。

子宫托是一种用于盆腔器官脱垂妇女的阴道内装置，将它置入到尿道下面以增加尿道支持，并减少压力性尿失禁[97]。子宫托要求适当的舒适性和有效性[98]，但可以移除、清洁和重新置入，在诊所中可以为在家难以自行置入的女性每 4～6 周重新置入[54]。与无治疗相比，研究显示子宫托疗法可以改善尿失禁症状，并且当与 PFMT 联用时可能更有效[99]。虽然子宫托与阴道组织糜烂或分泌物的风险有关，但适当使用子宫托时这种事件很罕见[98]。

与安慰剂相比，局部使用雌激素在治疗压力性尿失禁中有一定功效。雌激素阴道用药可以以乳膏、栓剂或片剂的形式，但是如果使用足量阴道雌激素，有必要同时合用孕激素以预防雌激素使用可能引起的子宫内膜增生[100]。尽管局部使用雌激素的全身吸收量比口服或经皮雌激素低得多，但是具有乳腺癌病史或其他雌激素相关癌症病史仍然是使用阴道雌激素的相对禁忌证[101]。阴道使用雌激素的副作用包括阴道分泌物、子宫出血、乳房疼痛和会阴疼痛。全身经皮雌激素贴剂与尿失禁恶化有关，与口服雌激素制剂一样，不应该用于治疗尿失禁[75]。与安慰剂相比，阴道雌激素片剂和阴道栓剂改善尿失禁的 NNT 是 5[75]。

虽然系统性药物治疗如 α 肾上腺素受体激动剂和 5-羟色胺再摄取抑制剂度洛西汀已被探索用于治疗压力性尿失禁，由于研究表明与不良反应相比其有效性不足，目前在美国尚未批准用于此适应证[73,98]。

何时求医

对于初始症状复杂的患者适于转诊到专科医生那里治疗。在女性中，复杂症状包括尿失禁症状伴有疼痛、血尿、复发感染、显著的盆腔器官脱垂、盆腔放疗或手术史及可疑瘘。在男性中，怀疑或证实膀胱排空不良是转诊的另一个原因[102]。

对于初始症状简单的患者，在行为治疗、PFMT 和一个或多个药物（在急迫性尿失禁的情况下）治疗后，如果患者依然饱受尿失禁症状的困扰，以致患者考虑侵入性治疗时，应指导患者转诊到专科医生那里治疗。以下内容是可能有助于与患者讨论以评估转诊至专科医生是否会有所帮助的治疗方法。

急迫性尿失禁的专科治疗

经皮胫神经刺激（percutaneous tibial nerve stimulation，PTNS）是将细针插入下肢的皮肤，在内踝附近，以便通过胫神经向骶神经丛传递可调节的选择脉冲（即神经调节）。治疗一次持续 30 min，在门诊通常每周进行 1 次，持续 12 周[54]，然后进行维持治疗[103]。

骶神经调节是一种更具侵入性的神经调节治疗策略，通过 S_3 神经孔手术放置电极。如果短期试验性治疗成功后，可以手术放置永久性导联和植入式脉冲发生器[103]。老年人（年龄超过 55 岁）的结果显示尿失禁症状减少至少 50%，但报告的治愈率仅为 17%，较年轻患者更低[104]。

通过膀胱镜将肉毒杆菌毒素注射到逼尿肌[54]是 FDA 批准用于顽固性膀胱过度活动症的保守治疗[103]，但这种方法没有在老年人中经过严格测试[54]。肉毒杆菌注射的风险包括短暂的尿潴留（6%），可能需要插入导尿管直至毒素的作用完全消除，以及与不完全排空相关的泌尿道感染[103]。

压力性尿失禁的专科治疗

尿道周围注射是压力性尿失禁男性和女性患者都可以在办公环境或手术

室中进行的微创治疗。填充剂被注入到尿道黏膜下层中以增加尿道出口的阻力[105-106]。据报道，在非对照研究中注射治疗在女性中具有良好的短期治愈率，1 年治愈率为 70%，3 年治愈率为 50%[107]，且注射治疗可以重复进行[106]。注射治疗的潜在并发症包括尿潴留和排尿困难[108]。

外科治疗可以作为压力性尿失禁患者经保守治疗没有得到改善后的一个选择。常见的外科手术包括吊带和放置人工括约肌[106,109]。吊带是通过外科手术放置在尿道下的合成网或组织片以增强尿道括约肌[106]。在女性中，可以通过微创或单切口手术经阴道放置吊带。在老年妇女中的治愈率为 77%～96%[73]。在男性中，前列腺切除术后压力性尿失禁在经非侵入性治疗没有改善时可以放置吊带[105]。

人工尿道括约肌是由围绕尿道的袖带、填充袖带的储液器以及激活泵组成的装置。激活的袖带压缩尿道以抵抗与活动相关的膀胱压力升高，通过停用袖带以允许排尿[110]。人工尿道括约肌置入主要适用于存在内在括约肌缺陷的男性患者，括约肌缺陷通常由前列腺切除术、经尿道前列腺切除术或盆腔手术引起[111]。该装置还可用于治疗根治性盆腔手术后压力性尿失禁的女性患者。

关键点

1. 尿失禁在社区和护理机构中的老年人群体中都很常见。随着年龄的增长，急迫性尿失禁的患病率增加。
2. 只有少于一半的尿失禁老年患者会向照护者提出这个问题，要考虑筛查尿失禁。
3. 首先评估尿失禁的非尿道病因（DIAPPERS），可以不借助药物或手术而改善症状。
4. 识别尿失禁的主要类型（急迫性、压力性、混合性、充盈性、功能性）可以指导治疗。
5. 排尿日记有助于评估基线时的尿失禁及随访和评估治疗效果。
6. 开始治疗之前，与患者共同建立治疗目标，明确最先需要解决的健康问题，并设定现实的期望。
7. 在老年人中，从改变生活方式、行为治疗及盆底肌训练开始。一些老年人也可能喜欢穿防护服装来处理尿失禁。
8. 抗毒蕈碱药物有很多副作用，应该仅在行为疗法和盆底肌训练失败，且患者饱受尿失禁困扰时开始。抗毒蕈碱药物应该从低剂量开始，并且应密切监测患者。
9. 在急迫性尿失禁和膀胱出口梗阻的男性中，如果将抗毒蕈碱药物与 α 受体阻滞剂合用，需要检查排尿后残余尿量，并监测双联治疗最初 30 天内尿潴留的情况。

10. 在经过行为治疗、盆底肌疗法，并且已经尝试至少一种药物治疗且患者仍饱受尿失禁的困扰时，适合转诊给专科医生。初始症状比较复杂（疼痛、血尿或膀胱排空不良）时也适合转诊治疗。

参考文献

1. Lakhan P, Jones M, Wilson A, Courtney M, Hirdes J, Gray LC. A prospective cohort study of geriatric syndromes among older medical patients admitted to acute care hospitals. J Am Geriatr Soc. 2011;59(11):2001–8.
2. Buckley BS, Lapitan MC, Epidemiology Committee of the Fourth International Consultation on Incontinence, Paris, 2008. Prevalence of urinary incontinence in men, women, and children–current evidence: findings of the fourth international consultation on incontinence. Urology. 2010;76(2):265–70.
3. Offermans MP, Du Moulin MF, Hamers JP, Dassen T, Halfens RJ. Prevalence of urinary incontinence and associated risk factors in nursing home residents: a systematic review. Neurourol Urodyn. 2009;28(4):288–94.
4. Bogner HR, Gallo JJ, Sammel MD, Ford DE, Armenian HK, Eaton WW. Urinary incontinence and psychological distress in community-dwelling older adults. J Am Geriatr Soc. 2002;50(3):489–95.
5. Fultz NH, Fisher GG, Jenkins KR. Does urinary incontinence affect middle-aged and older women's time use and activity patterns? Obstet Gynecol. 2004;104(6):1327–34.
6. Brown JS, Vittinghoff E, Wyman JF, et al. Urinary incontinence: does it increase risk for falls and fractures? Study of Osteoporotic Fractures Research Group. J Am Geriatr Soc. 2000;48(7):721–5.
7. Langa KM, Fultz NH, Saint S, Kabeto MU, Herzog AR. Informal caregiving time and costs for urinary incontinence in older individuals in the United States. J Am Geriatr Soc. 2002;50(4):733–7.
8. Thom DH, Haan MN, Van Den Eeden SK. Medically recognized urinary incontinence and risks of hospitalization, nursing home admission and mortality. Age Ageing. 1997;26(5):367–74.
9. Trowbridge ER, Wei JT, Fenner DE, Ashton-Miller JA, Delancey JO. Effects of aging on lower urinary tract and pelvic floor function in nulliparous women. Obstet Gynecol. 2007;109(3):715–20.
10. Perucchini D, DeLancey JO, Ashton-Miller JA, Galecki A, Schaer GN. Age effects on urethral striated muscle. II. Anatomic location of muscle loss. Am J Obstet Gynecol. 2002;186(3):356–60.
11. Perucchini D, DeLancey JO, Ashton-Miller JA, Peschers U, Kataria T. Age effects on urethral striated muscle. I. Changes in number and diameter of striated muscle fibers in the ventral urethra. Am J Obstet Gynecol. 2002;186(3):351–5.
12. Tinelli A, Malvasi A, Rahimi S, et al. Age-related pelvic floor modifications and prolapse risk factors in postmenopausal women. Menopause. 2010;17(1):204–12.
13. Gibbs CF, Johnson 2nd TM, Ouslander JG. Office management of geriatric urinary incontinence. Am J Med. 2007;120(3):211–20.
14. Johnson TM, Ouslander JG. Incontinence. In: Halter JB, Ouslander JG, Tinetti ME, Studenski S, High KP, Asthana S, editors. Hazzard's geriatric medicine and gerontology, 6e. 6th ed. New York: McGraw-Hill; 2009.
15. Williams M, Pannill F. Urinary incontinence in the elderly. Ann Intern Med. 1982;97:895–907.

16. Nygaard I. Clinical practice. Idiopathic urgency urinary incontinence. N Engl J Med. 2010;363(12):1156–62.
17. Yoshida M, Miyamae K, Iwashita H, Otani M, Inadome A. Management of detrusor dysfunction in the elderly: changes in acetylcholine and adenosine triphosphate release during aging. Urology. 2004;63(3 Suppl 1):17–23.
18. Abrams P, Cardozo L, Fall M, et al. The standardisation of terminology in lower urinary tract function: report from the standardisation sub-committee of the International Continence Society. Urology. 2003;61(1):37–49.
19. Griebling TL. Overactive bladder in elderly men: epidemiology, evaluation, clinical effects, and management. Curr Urol Rep. 2013;14(5):418–25.
20. Resnick NM, Yalla SV. Detrusor hyperactivity with impaired contractile function. An unrecognized but common cause of incontinence in elderly patients. JAMA. 1987;257(22):3076–81.
21. Taylor 3rd JA, Kuchel GA. Detrusor underactivity: clinical features and pathogenesis of an underdiagnosed geriatric condition. J Am Geriatr Soc. 2006;54(12):1920–32.
22. Holroyd-Leduc JM, Tannenbaum C, Thorpe KE, Straus SE. What type of urinary incontinence does this woman have? JAMA. 2008;299(12):1446–56.
23. Melville JL, Katon W, Delaney K, Newton K. Urinary incontinence in US women: a population-based study. Arch Intern Med. 2005;165(5):537–42.
24. Irwin DE, Milsom I, Hunskaar S, et al. Population-based survey of urinary incontinence, overactive bladder, and other lower urinary tract symptoms in five countries: results of the EPIC study. Eur Urol. 2006;50(6):1306–14. discussion 1314-5.
25. Miyazato M, Yoshimura N, Chancellor MB. The other bladder syndrome: underactive bladder. Rev Urol. 2013;15(1):11–22.
26. McVary KT, Roehrborn CG, Avins AL, et al. American Urological Association Guideline: Management of Benign Prostatic Hyperplasia (BPH). American Urological Association Education and Research, Inc. 2010. Retrieved from. http://www.auanet.org/education/guidelines/benign-prostatic-hyperplasia.cfm. Accessed 15 Feb 2016.
27. Gammack JK. Urinary incontinence. In: Williams BA, Chang A, Ahalt C, et al., editors. Current diagnosis & treatment: geriatrics, 2e. New York: McGraw-Hill Education; 2014.
28. Tarnay CM. Chapter 42. Urinary incontinence & pelvic floor disorders. In: DeCherney AH, Nathan L, Laufer N, Roman AS, editors. CURRENT diagnosis & treatment: obstetrics & gynecology, 11e. New York: The McGraw-Hill Companies; 2013.
29. Minassian VA, Stewart WF, Wood GC. Urinary incontinence in women: variation in prevalence estimates and risk factors. Obstet Gynecol. 2008;111(2 Pt 1):324–31.
30. Hannestad YS, Rortveit G, Sandvik H, Hunskaar S, Norwegian EPINCONT study. Epidemiology of Incontinence in the County of Nord-Trondelag. A community-based epidemiological survey of female urinary incontinence: the Norwegian EPINCONT study. Epidemiology of Incontinence in the County of Nord-Trondelag. J Clin Epidemiol. 2000;53(11):1150–7.
31. Jeong SJ, Kim HJ, Lee YJ, et al. Prevalence and clinical features of detrusor underactivity among elderly with lower urinary tract symptoms: a comparison between men and women. Korean J Urol. 2012;53(5):342–8.
32. Davis NJ, Vaughan CP, Johnson 2nd TM, et al. Caffeine intake and its association with urinary incontinence in United States men: results from National Health and Nutrition Examination Surveys 2005-2006 and 2007-2008. J Urol. 2013;189(6):2170–4.
33. Resnick NM. Urinary incontinence in the elderly. Med Grand Rounds. 1984;3:281–90.
34. DuBeau CE. Beyond the bladder: management of urinary incontinence in older women. Clin Obstet Gynecol. 2007;50(3):720–34.
35. Harper GM, Johnston CB, Landefeld CS. Geriatric disorders. In: Papadakis MA, McPhee SJ, Rabow MW, editors. Current medical diagnosis & treatment 2015. New York: McGraw-Hill Education; 2014.
36. Perry S, McGrother CW, Turner K, Leicestershire MRC Incontinence Study Group. An investigation of the relationship between anxiety and depression and urge incontinence in

women: development of a psychological model. Br J Health Psychol. 2006;11(Pt 3):463–82.
37. Lim JR, Bak CW, Lee JB. Comparison of anxiety between patients with mixed incontinence and those with stress urinary incontinence. Scand J Urol Nephrol. 2007;41(5):403–6.
38. American Urological Association. Urinary incontinence medical student curriculum. 2012. Retrieved from http://www.auanet.org/education/urinary-incontinence.cfm. Accessed 15 Feb 2016.
39. Goode PS, Burgio KL, Richter HE, Markland AD. Incontinence in older women. JAMA. 2010;303(21):2172–81.
40. Harris SS, Link CL, Tennstedt SL, Kusek JW, McKinlay JB. Care seeking and treatment for urinary incontinence in a diverse population. J Urol. 2007;177(2):680–4.
41. Agency for Healthcare Research and Quality (AHRQ). Management of urinary incontinence in older adults: the percentage of Medicare members 65 years of age and older who reported having urine leakage in the past six months and who discussed their urinary leakage problem with a health care provider. National Quality Measures Clearinghouse Measure Summary. 2015. Retrieved from https://www.qualitymeasures.ahrq.gov/content.aspx?id=48666. Accessed 15 Feb 2016.
42. National Committee for Quality Assurance. Specifications for the medicare health outcomes survey volume 6. Healthcare Effectiveness Data and Information Set (HEDIS). 2015; 29–31. Retrieved from http://www.hosonline.org/globalassets/hos-online/publications/hos_hedis_volume6_2015.pdf. Accessed 15 Feb 2016.
43. McGee S. Simplifying likelihood ratios. J Gen Intern Med. 2002;17(8):646–9.
44. Hoffman BL, Schorge JO, Schaffer JI, et al. Chapter 23. Urinary incontinence. In: Williams gynecology, 2e. New York: The McGraw-Hill Companies; 2012.
45. Brown JS, Bradley CS, Subak LL, et al. The sensitivity and specificity of a simple test to distinguish between urge and stress urinary incontinence. Ann Intern Med. 2006;144(10):715–23.
46. Suskind AM, Dunn RL, Morgan DM, DeLancey JO, McGuire EJ, Wei JT. The Michigan Incontinence Symptom Index (M-ISI): a clinical measure for type, severity, and bother related to urinary incontinence. Neurourol Urodyn. 2014;33(7):1128–34.
47. Suskind AM, Dunn RL, Morgan DM, DeLancey JO, Rew KT, Wei JT. A screening tool for clinically relevant urinary incontinence. Neurourol Urodyn. 2015;34(4):332–5.
48. Bates CK, Carroll N, Potter J. The challenging pelvic examination. J Gen Intern Med. 2011;26(6):651–7.
49. Nager CW, Kraus SR, Kenton K, et al. Urodynamics, the supine empty bladder stress test, and incontinence severity. Neurourol Urodyn. 2010;29(7):1306–11.
50. Abrams P, Andersson KE, Birder L, et al. In: Recommendation of the international scientific committee: evaluation and treatment of urinary incontinence, pelvic organ prolapse and faecal incontinence. 5th-9th July 2008, 2009. 1767–1820
51. Burden H, Warren K, Abrams P. Diagnosis of male incontinence. Curr Opin Urol. 2013;23(6):509–14.
52. Huang AJ, Brown JS, Boyko EJ, et al. Clinical significance of postvoid residual volume in older ambulatory women. J Am Geriatr Soc. 2011;59(8):1452–8.
53. Fung CH, Spencer B, Eslami M, Crandall C. Quality indicators for the screening and care of urinary incontinence in vulnerable elders. J Am Geriatr Soc. 2007;55 Suppl 2:S443–9.
54. Goode PS, Burgio KL, Locher JL, et al. Effect of behavioral training with or without pelvic floor electrical stimulation on stress incontinence in women: a randomized controlled trial. JAMA. 2003;290(3):345–52.
55. Jura YH, Townsend MK, Curhan GC, Resnick NM, Grodstein F. Caffeine intake, and the risk of stress, urgency and mixed urinary incontinence. J Urol. 2011;185(5):1775–80.
56. Gleason JL, Richter HE, Redden DT, Goode PS, Burgio KL, Markland AD. Caffeine and urinary incontinence in US women. Int Urogynecol J. 2013;24(2):295–302.

57. Hay-Smith J, Berghmans B, Burgio K, et al. Adult conservative management. In: Proceedings of the 4th international consultation on incontinence. 2009. 1025–1120
58. Dumoulin C, Hunter KF, Moore K, et al. Conservative management for female urinary incontinence and pelvic organ prolapse review 2013: summary of the 5th international consultation on incontinence. Neurourol Urodyn. 2014. doi:10.1002/nau.22677.
59. Wing RR, Creasman JM, West DS, et al. Improving urinary incontinence in overweight and obese women through modest weight loss. Obstet Gynecol. 2010;116(2 Pt 1):284–92.
60. Subak LL, King WC, Belle SH, et al. Urinary incontinence before and after bariatric surgery. JAMA Intern Med. 2015;175:1378–87.
61. Subak LL, Wing R, West DS, et al. Weight loss to treat urinary incontinence in overweight and obese women. N Engl J Med. 2009;360(5):481–90.
62. Johnson TM, Ouslander JG, Uman GC, Schnelle JF. Urinary incontinence treatment preferences in long-term care. J Am Geriatr Soc. 2001;49(6):710–8.
63. Pfisterer MH, Johnson 2nd TM, Jenetzky E, Hauer K, Oster P. Geriatric patients' preferences for treatment of urinary incontinence: a study of hospitalized, cognitively competent adults aged 80 and older. J Am Geriatr Soc. 2007;55(12):2016–22.
64. Fader M, Cottenden AM, Getliffe K. Absorbent products for moderate-heavy urinary and/or faecal incontinence in women and men. Cochrane Database Syst Rev. 2008;4:CD007408. doi:10.1002/14651858.CD007408.
65. Gray M. Incontinence-related skin damage: essential knowledge. Ostomy Wound Manage. 2007;53(12):28–32.
66. Wagg A, Gibson W, Ostaszkiewicz J, et al. Urinary incontinence in frail elderly persons: report from the 5th international consultation on incontinence. Neurourol Urodyn. 2014;34:398–406.
67. Eustice S, Roe B, Patterson J. Prompted voiding for the management of urinary incontinence in adults. Cochrane Database Syst Rev.2000;(2): CD002113.
68. DuBeau CE, Kuchel GA, Johnson 2nd T, Palmer MH, Wagg A. Incontinence in the frail elderly: report from the 4th international consultation on incontinence. Neurourol Urodyn. 2010;29(1):165–78.
69. Ostaszkiewicz J, Johnston L, Roe B. Habit retraining for the management of urinary incontinence in adults. Cochrane Database Syst Rev. 2004;(2):CD002801.
70. Ostaszkiewicz J, Johnston L, Roe B. Timed voiding for the management of urinary incontinence in adults. Cochrane Database Syst Rev. 2004;(1):CD002802.
71. Fink HA, Taylor BC, Tacklind JW, Rutks IR, Wilt TJ. Treatment interventions in nursing home residents with urinary incontinence: a systematic review of randomized trials. Mayo Clin Proc. 2008;83(12):1332–43.
72. Ouslander JG, Griffiths PC, McConnell E, Riolo L, Kutner M, Schnelle J. Functional incidental training: a randomized, controlled, crossover trial in Veterans Affairs nursing homes. J Am Geriatr Soc. 2005;53(7):1091–100.
73. Holroyd-Leduc JM, Straus SE. Management of urinary incontinence in women: scientific review. JAMA. 2004;291(8):986–95.
74. Hay-Smith EJ, Herderschee R, Dumoulin C, et al. Comparisons of approaches to pelvic floor muscle training for urinary incontinence in women. Cochrane Database Syst Rev. 2011;12:CD009508. doi:10.1002/14651858.CD009508.
75. Qaseem A, Dallas P, Forciea MA, et al. Nonsurgical management of urinary incontinence in women: a clinical practice guideline from the American College of Physicians. Ann Intern Med. 2014;161(6):429–40.
76. Nygaard IE, Kreder KJ, Lepic MM, Fountain KA, Rhomberg AT. Efficacy of pelvic floor muscle exercises in women with stress, urge, and mixed urinary incontinence. Obstet Gynecol. 1996;174(1):120–5.
77. Herderschee R, Hay-Smith EJ, Herbison GP, et al. Feedback or biofeedback to augment pelvic floor muscle training for urinary incontinence in women. Cochrane Database Syst Rev. 2011;7:CD009252. doi:10.1002/14651858.CD009252.

78. Herbison GP, Dean N. Weighted vaginal cones for urinary incontinence. Cochrane Database Syst Rev. 2013;7:CD002114. doi:10.1002/14651858.CD002114.pub2.
79. Dumoulin C, Hay-Smith EJ, Mac Habée-Séguin G. Pelvic floor muscle training versus no treatment, or inactive control treatments, for urinary incontinence in women. Cochrane Database Syst Rev. 2014;5:CD005654. doi:10.1002/14651858.CD005654.pub3.
80. Dumoulin C, Hay-Smith J, Habee-Seguin GM, Mercier J. Pelvic floor muscle training versus no treatment, or inactive control treatments, for urinary incontinence in women: a short version cochrane systematic review with meta-analysis. Neurourol Urodyn. 2015;34(4):300–8.
81. Anderson CA, Omar MI, Campbell SE, et al. Conservative management for postprostatectomy urinary incontinence. Cochrane Database Syst Rev. 2015;1:CD001843. doi: 10.1002/14651858.CD001843.pub5.
82. Berghmans B, Hendriks E, Bernards A, et al. Electrical stimulation with non-implanted electrodes for urinary incontinence in men. Cochrane Database Syst Rev. 2013;6:CD001202. doi:10.1002/14651858.CD001202.pub5.
83. Ayeleke RO, Hay-Smith EJ, Omar MI. Pelvic floor muscle training added to another active treatment versus the same active treatment alone for urinary incontinence in women. Cochrane Database Syst Rev. 2015;11:CD010551. doi:10.1002/14651858.CD010551.pub3.
84. Hollingsworth JM, Wilt TJ. Lower urinary tract symptoms in men. BMJ. 2014;349:g4474.
85. Macdiarmid SA. Concomitant medications and possible side effects of antimuscarinic agents. Rev Urol. 2008;10(2):92–8.
86. Chughtai B, Levin R, De E. Choice of antimuscarinic agents for overactive bladder in the older patient: focus on darifenacin. Clin Interv Aging. 2008;3(3):503–9.
87. Hesch K. Agents for treatment of overactive bladder: a therapeutic class review. Proc (Baylor Univ Med Cent). 2007;20(3):307–14.
88. Samuelsson E, Odeberg J, Stenzelius K, et al. Effect of pharmacological treatment for urinary incontinence in the elderly and frail elderly: a systematic review. Geriatr Gerontol Int. 2015;15(5):521–34.
89. Shamliyan T, Wyman J, Kane RL. Nonsurgical treatments for urinary incontinence in adult women: diagnosis and comparative effectiveness. Rockville: Agency for Healthcare Research and Quality (US); 2012. Report No.: 11(12)-EHC074-EF.
90. Martin-Merino E, Garcia-Rodriguez LA, Masso-Gonzalez EL, Roehrborn CG. Do oral antimuscarinic drugs carry an increased risk of acute urinary retention? J Urol. 2009;182(4):1442–8.
91. Fullhase C, Chapple C, Cornu JN, et al. Systematic review of combination drug therapy for non-neurogenic male lower urinary tract symptoms. Eur Urol. 2013;64(2):228–43.
92. Pagoria D, O'Connor RC, Guralnick ML. Antimuscarinic drugs: review of the cognitive impact when used to treat overactive bladder in elderly patients. Curr Urol Rep. 2011;12(5):351–7.
93. Gray SL, Anderson ML, Dublin S, et al. Cumulative use of strong anticholinergics and incident dementia: a prospective cohort study. JAMA Intern Med. 2015;175(3):401–7.
94. Myrbetriq- Food and Drug Administration. 2012 highlights of prescribing information. http://www.accessdata.fda.gov/drugsatfda_docs/label/2012/202611s000lbl.pdf. Accessed 26 April 2015.
95. van Kerrebroeck P, Chapple C, Drogendijk T, et al. Combination therapy with solifenacin and tamsulosin oral controlled absorption system in a single tablet for lower urinary tract symptoms in men: efficacy and safety results from the randomised controlled NEPTUNE trial. Eur Urol. 2013;64(6):1003–12.
96. Miller JM, Ashton-Miller JA, DeLancey JO. A pelvic muscle precontraction can reduce cough-related urine loss in selected women with mild SUI. J Am Geriatr Soc. 1998;46(7):870–4.
97. Friedman B. Conservative treatment for female stress urinary incontinence: simple, reasonable and safe. Can Urol Assoc J. 2012;6(1):61–3.

98. Rogers RG. Clinical practice. Urinary stress incontinence in women. N Engl J Med. 2008;358(10):1029–36.
99. Lipp A, Shaw C, Glavind K. Mechanical devices for urinary incontinence in women. Cochrane Database Syst Rev. 2014;(12):CD001756.
100. Suckling J, Lethaby A, Kennedy R. Local oestrogen for vaginal atrophy in postmenopausal women. Cochrane Database Syst Rev. 2006;(4):CD001500.
101. Lee YK, Chung HH, Kim JW, Park NH, Song YS, Kang SB. Vaginal pH-balanced gel for the control of atrophic vaginitis among breast cancer survivors: a randomized controlled trial. Obstct Gynecol. 2011;117(4):922–7.
102. Abrams P, Andersson KE, Birder L, et al. Fourth International Consultation on Incontinence Recommendations of the International Scientific Committee: evaluation and treatment of urinary incontinence, pelvic organ prolapse, and fecal incontinence. Neurourol Urodyn. 2010;29(1):213–40.
103. Wood LN, Anger JT. Urinary incontinence in women. BMJ. 2014;349:g4531.
104. Amundsen CL, Webster GD. Sacral neuromodulation in an older, urge-incontinent population. Am J Obstet Gynecol. 2002;187(6):1462–5. discussion 1465.
105. Cornu JN, Peyrat L, Haab F. Update in management of male urinary incontinence: injectables, balloons, minimally invasive approaches. Curr Opin Urol. 2013;23(6):536–9.
106. Garely AD, Noor N. Diagnosis and surgical treatment of stress urinary incontinence. Obstet Gynecol. 2014;124(5):1011–27.
107. Herschorn S, Steele DJ, Radomski SB. Followup of intraurethral collagen for female stress urinary incontinence. J Urol. 1996;156(4):1305–9.
108. Kirchin V, Page T, Keegan PE, Atiemo K, et al. Urethral injection therapy for urinary incontinence in women. Cochrane Database Syst Rev. 2012;2:CD003881. doi:10.1002/14651858.CD003881.pub3.
109. Lapitan MC, Cody JD. Open retropubic colposuspension for urinary incontinence in women. Cochrane Database Syst Rev. 2012;(6):CD002912.
110. The James Buchanan Brady Urological Institute, The Johns Hopkins University, The Johns Hopkins Hospital, and Johns Hopkins Health System therapy for stress incontinence. http://urology.jhu.edu/incontinence/stress_incontinence.php. Accessed 21 May 2015.
111. James MH, McCammon KA. Artificial urinary sphincter for post-prostatectomy incontinence: a review. Int J Urol. 2014;21(6):536–43.

人都会跌倒：老年人的跌倒、步态和平衡　5

Patricia Harris，Maristela Baruiz Garcia
（魏雅楠　李雨晨　译　张庆文　校）

人都会跌倒。年轻人跌倒，轻者擦伤膝盖，重者损伤骨骼，极少数情况下会引起头部受伤。然而进入老年期后，跌倒带来（或预示）的潜在威胁则可能是灾难性的。老年人群跌倒致残率高与增龄伴随的生理机能改变密不可分（躯体不稳定性增加，关节活动能力下降），除此以外，还与老年人的合并症发病率高及自身修复能力减退相关。这些因素会导致老年人各项生理功能减退，心血管功能失调，并且增加反复跌倒的风险。

近来统计数据显示，在美国老年人群中，跌倒所致的死亡率有所上升。根据美国国家卫生统计中心的数据，自 2000—2013 年，美国 65 岁以上人群中，调整年龄后的跌倒致死率由 29.6/100 000 增长到 56.7/100 000（虽然致死率的增长与跌倒死亡事件的报告增加有关，但是这仍然揭示了近年来跌倒相关伤害对老年人群的重要影响）。2013 年，意外伤害死亡居于老年人死亡原因的第 8 位，其中 1/2 的死亡是在跌倒后发生的[1]。此外，跌倒导致的死亡风险随年龄增加而上升，从 65～74 岁人群的 14.1/100 000，上升到 85 岁以上人群的 226.1/100 000。另外根据美国疾病预防和控制中心的数据，美国 2013 年跌倒相关的医疗开支达到了 340 亿美元[2]。基于以上数据，跌倒发生率目前被视为护理设施完善程度的重要考量指标。

每年约有 1/3 的 65 岁以上老年人会发生跌倒，10%～30%的跌倒会导致严重损伤，损伤的部位和严重程度各异，包括深度裂伤、擦伤，甚至骨折（髋部、骨盆、腿、踝、腕、肩、肋）和颅脑外伤。跌倒的预后不良，例如，髋部骨折 1 年后，女性死亡率上升 5 倍，男性死亡率上升 8 倍，男女整体死亡率则达到 12%[3]。与之相似，另一项统计数据发现在 2000—2010 年，近 620 000 例住院病例是由颅脑外伤所致，而其中有 11%的患者因伤死亡[4]。

死亡是跌倒可导致的最严重后果，却并不是跌倒的唯一后果；它还会影响老年人身心健康，严重影响生活质量，并且引发老年人对再次跌倒的恐慌，增加对居家护理的需求。髋部骨折的患者在骨折后第 1 年中，只有 50%的人完全恢复骨折前的生理功能，而 18%的人将无法行走[5]。荷兰一项研究显示，不论是严重损伤还是轻微损伤，都会导致生活能力和生活质量的下降，影响患者的活动能力、自理能力和日常生活能力，还可引起疼痛/不适，或引起焦虑/抑郁倾向[6]。

老年人群的跌倒地点和受伤原因各不相同。日常活动不受限的老年人的跌倒地点往往是在户外，通常是由于步行途中碰到障碍物，或者是因道路不平坦被绊倒。而日常活动受限的老年人则通常是由于自身比较“衰弱”而跌倒，这部分老年人跌倒的内因是自身平衡能力和力量的下降，外因则可能是家中的宠物猫、小地毯（或其他地面上的杂物）[7]。

跌倒恐惧对老年人的负面影响可能不亚于跌倒本身，它会削弱老年人的行动能力，导致其社交活动受限[8-9]。同时跌倒恐惧也会诱发老年人的抑郁情绪，使其日常活动无法正常进行[10]。

鉴于患者在医院和疗养院等专业医疗机构内所发生跌倒状况的特殊性，在下文中我们将着重讨论老年人社区内跌倒的状况。

跌倒的危险因素

正如我们前面提到过的，跌倒（及其后遗症）是一种老年综合征。因此，尽管我们将分别讨论引起跌倒的各类危险因素，但实际上这些危险因素之间是相互关联的，因此当我们评估患者病情时，需要谨记患者的高跌倒风险往往是多种因素共同作用的结果。在临床工作中，我们应该学会甄别预后不良的患者，并予以重视[11]。

年龄

增龄是跌倒的危险因素之一。然而并非所有研究都认为增龄是一个独立的危险因素，因为它同时也是其他共患疾病的一个衡量指标。我们调查发现，65～69 岁人群中，13.4％的人在调查前的 3 个月内跌倒过，而 80 岁以上人群中这一比率高达 20.8％。此外，跌倒所致损伤的发生，如髋部骨折或颅脑外伤，也随着年龄的增长而上升[12-13]。

跌倒史

跌倒史也是预测未来跌倒发生的一个重要指标。有学者汇总了 11 篇针对既往跌倒史和未来跌倒发生的相关性研究，进行多因素分析发现，相当一部分有过跌倒史的患者，在跌倒发生后的一年里发生 2 次或以上跌倒[13-14]。

日常生活活动能力与工具性日常生活活动能力

日常生活活动能力（activities of daily living，ADL）包括洗澡、穿衣、扫地、吃饭、行走、如厕等，工具性日常生活活动能力（instrumental activities of daily living，iADL）包括使用电话、购物、做家务、准备食物、管理日常用药、理财等。存在 ADL 和 iADL 障碍的老年人，跌倒风险会更高[15]。此外，上述功能障碍也是老年人衰弱状态和共病的标志。因此，通过检测 ADL 水平（下降）有助于筛查跌倒和跌倒致伤的高风险人群。

步态与平衡

姿势控制能力下降和躯体不稳定性增加往往与增龄相关。同时，本体感觉下降也与增龄相关。此外，一些影响步态和平衡的因素也会引起跌倒风险升高，如下肢无力、体位性低血压、导致运动能力和本体感觉下降的伴发疾病（帕金森病、脑卒中、慢性头晕、骨关节炎、糖尿病等）。步态和平衡的简单测试（转身、坐下、被推、单足站立），或步态测试（摆动次数计数、步速、行走直线偏差）可以用来判断患者是否有步态和平衡能力的异常[16]。

认知障碍

认知障碍不仅会影响记忆，它也会影响包括行动能力在内的复杂运动。认知功能障碍的人群发生跌倒和髋部骨折的风险高于正常人群[17-18]。

药物因素

目前针对用药和跌倒关系的研究中常用的方法主要是病例-对照前瞻性观察研究。研究人员也往往会采用来自大规模调查研究的数据，以及诸如行为危险因素监测系统（BRFSS）等数据库的数据[19]。有研究者通过查询保险（多数是医疗保险）数据库，检索可能与处方相关的不良事件（如髋部骨折）。由于随机对照研究的伦理要求，很多情况下研究者可能会有意给予患者相关药物，或者停用患者需要的治疗，这都有可能干扰研究的随机性，影响这类研究的可靠性。尽管如此，观察性研究数据，尤其是 meta 分析或系统综述依然可以提供给我们许多需要的信息[20]。

作用于中枢神经系统的药物可以影响患者的跌倒风险，这一点显而易见。但目前很难断言哪些药物对跌倒有影响，哪些没有影响。最近发表的几篇研究有助于解答中枢神经系统用药与跌倒这个复杂领域的部分问题，而剩下的问题亟待进一步的研究来解析。

多重用药　研究发现，服用单种药物人群的跌倒发生率比未服药人群高 30%，且跌倒发生率随着用药种类的增加而上升，同时服用 4 种或以上药物的患者跌倒发生率是不服药人群的 120%。当然，跌倒的发生并不仅仅是由于某一种药物的药理、毒理作用（实际上，研究显示许多药物单独使用时，不会直接导致跌倒事件的发生），主要还是由于老年人群共病状况导致的多重用药。总而言之，多重用药可以作为跌倒风险的预测指标，应提示临床医师或护士给予这些患者更多关注[21-22]。

中枢神经系统药物 这类药物的使用与跌倒风险增加密切相关。这其中包括神经松弛药、抗精神病药、苯二氮䓬类药物（及非苯二氮䓬类药物如唑吡坦）和抗抑郁药。这类药物可使跌倒风险增加 50%～70%[21,23]。需要对所有服用这些药物的患者进行严密观察，并在适当的时机给予专业治疗（例如，针对加强力量的物理治疗、可在社区进行的步态和平衡训练）。

抗高血压药物 目前跌倒与抗高血压药物之间的关系仍有争议。一项为期 3 年、涵盖了 4961 例高血压患者的前瞻性研究发现，中等强度抗高血压治疗（服用 1 种以上抗高血压药物）可使患者跌倒风险升高，其中有跌倒史的患者风险最高[24]。医疗保险数据库中一篇综述同样总结道，每增加一种抗高血压药可以增加 36%的跌倒风险[25]。2015 年进行的一项囊括了70～97 岁共 598 例患者的前瞻性研究却得到了与之相反的结果。研究者经过 1 年的随访发现，服用抗高血压药物并不增加跌倒风险。需要指出的是，该项研究是以患者用药习惯不变为前提的，即假设研究对象在研究途中没有停药或者换药[26]。

其他研究显示，跌倒和骨折的风险在用药初期有所增加[27-29]，同时也发现了那些受教育程度较高的患者，由于在开始用药的前几周会更加谨慎，用药初期的跌倒风险会更低。

究竟哪种药物会降低老年人跌倒的风险（一些研究显示血管紧张素受体拮抗剂和钙通道阻滞剂对跌倒有保护作用），哪种药物增加跌倒的风险（如利尿剂等），当前尚无定论。近期的研究尚未发现哪种药物与跌倒直接相关（例如，各类抗高血压药物服用人群之间的跌倒风险无显著性差异）[21,24]。

综上所述，我们认为，服用抗高血压药物会增加两类人群的跌倒风险：①刚刚启用一种新药的患者；②有跌倒史的患者。

阿片类药物 尽管前文提过的 2009 年 meta 分析并未发现两者之间有任何关联[21]，大多数研究认为阿片类药物可增加 40%～300%的跌倒风险[30-31]。阿片类药物处方通常会写明用药期间，需对患者严密监测。当然，阿片类药物的致跌倒风险有时可能具有伪装性；例如，一个人服用了阿片类药物后开始便秘，接着发生了膀胱流出道梗阻，随即出现谵妄、泌尿系统感染和脓毒症，最终导致跌倒发生。

非甾体抗炎药物 几项研究显示非甾体抗炎药物（nonsteroidal anti-inflammatory drug，NSAID）的使用和跌倒风险相关，大多数文章显示 NSAID 可增加 20%～200%的跌倒风险[32]。NSAID 已被证实可以加重心力衰竭、水肿、肾疾病，因此，可能是 NSAID 的这些副作用使其成为跌倒的独立危险因素。

抗胆碱能药物 许多药物都有抗胆碱能功能。非处方药中包括有镇静作用的抗组胺药和口服抗鼻充血药物。处方药包括 SSRI（氟西汀、帕罗西汀）、尿失禁药物（托特罗定、奥昔布宁）、三环类药物（阿米替林、去甲替林）和抗精神病药物（奥氮平、喹硫平）。

近期的一项人群前瞻性研究分析了抗胆碱能药物的个案报告（数据源自用药记录），发现服用抗胆碱能药物、同时具有跌倒史可使致伤性跌倒的风险增加 250%[33]。其他报告揭示了抗胆碱药物和认知能力下降之间的风险，但针对抗胆碱药物与跌倒危险的研究目前为数较少[34]。

维生素 D：保护？还是炒作？

近期关于维生素 D 及其保护作用的文章大量涌现，所涉领域极为丰富，从骨骼健康、中枢神经系统到恶性肿瘤等方面均有所及。因此，想从卷帙浩繁的文献中分析、提炼共识就尤为困难。最近 NIH 会议报告总结了针对初级保健的具体建议：①有广泛的证据表明，补充维生素 D 和钙可促进骨健康；②补充维生素 D 可以预防衰弱老年患者跌倒；③维生素 D 能否使其他疾病患者获益尚无定论。此外，该会议报告中对过度补充维生素 D 提出警告，并指出血清 25-羟维生素 D 水平是评估人体内维生素 D 水平的最佳指标，其安全高限是 50～70 ng/ml，但维生素 D 中毒综合征（显著高钙血症、肾损伤、肝损伤）则需在血清 25-羟维生素 D 水平达到 200～400 ng/ml 时才会出现[35]。

美国老年病学会建议以每天 1000 U 的剂量补充维生素 D，他们认为用这个补充剂量将使患者获得一个理想的血清维生素 D 水平（最低 30 ng/ml）。他们之所以选择了这个剂量，是因为以往研究显示若以每天 600 U 的剂量补充维生素 D，难以使患者获益[36]。

视力与矫正镜片

视力下降显然也是跌倒的一个危险因素。然而，矫正视力的手段也可能影响跌倒。不幸的是，现如今很多镜片都有一个内在的缺陷——镜片边缘的视觉失真。2010 年的一项随机对照试验表明，相比于传统的单光眼镜，双焦眼镜给患者增加了 40%的跌倒风险[37]。一项观察性研究分别对配戴双焦、三焦、渐进式眼镜的患者与配戴单焦眼镜或不戴眼镜的患者进行跌倒风险的比较。他们发现多焦眼镜配戴者在姿态控制试验中完成较差，跌倒发生率较高，其 1 年内跌倒风险增加 30%[38]。

鞋

小部分研究比较了赤足、穿厚底鞋、薄底鞋的患者的跌倒风险，研究结果尚有争议。一项研究发现，51.9%的受访者说，他们跌倒时是赤足，或者是穿着袜子或拖鞋，OR值为2.27（95%CI 1.21～4.24）[39]。这项研究没有区分赤足、穿袜子和穿拖鞋者之间跌倒风险的差异。另一项研究则发现，穿运动鞋和帆布鞋者跌倒风险最低。运动鞋有一些特制的结构，用以改善穿戴者的步态和平衡[40]。目前大多数相关研究质量平平，未来有必要进行一些高质量的研究来论证鞋与跌倒的关系。

跌倒的筛查与评估方法

老年人跌倒通常是多重因素作用的结果；一个患者存在的危险因素越多，跌倒的风险就越大[41]。如果想要用一套完善的方案来评估老年人跌倒问题，研究者首先必须要全面了解衰老过程中的各种生理变化，需要全面考虑导致跌倒风险增加的各种危险因素，并且如前文提到过的，还需要明确跌倒可能导致生理功能、情绪心理和经济方面的各种后果，最终还要了解老年人的预期健康目标以及他（她）所理解的对达到这些预期健康目标所需满足的条件。由于患者-医生之间面对面交流的时间很有限，这为全面评估带来了不小的挑战，特别是针对那些多种共病的跌倒高风险老年人[42-43]。这一现状要求我们制订一个有效、高效、可行的个性化策略。下文中我们将整理出目前临床工作中针对跌倒的筛查与评估建议。

跌倒和跌倒风险的筛查

由于多种现实因素，老年人跌倒可能不会引起临床医生的注意。患者和医生都会误以为跌倒是衰老过程中正常发生的一部分，也难以预防。包括医疗保险和医疗补助服务中心（CMS）医师质量报告系统、医疗保险受益人年度回访、使用激励计划在内的多个医疗组织一致认为在老年人群中筛查跌倒高危患者是有意义的[41]。美国老年医学会（AGS）和英国老年医学会（BGS）推荐，应对社区居住的所有65岁及以上老年人，至少每年询问一次跌倒史、跌倒频率，同时询问其步态或平衡能力是否存在障碍[44]。美国预防服务工作小组（USPSTF）推荐对所有在初级卫生保健场所接受治疗的65岁以上老年人都进行一个简易的个人跌倒风险筛查。它根据以下三个指标来筛选跌倒高危老年人群：跌倒史、行动困难，及在计时起立-行走试验中表现不佳[45]。但是该指南不建议对社区里无危险因素的老年人进行全面、多因素的跌倒评估，因为这类人群从中获益的可能性很小。

美国疾病控制中心开发的 STEADI［预防老人意外事件、死亡和伤害发生（Stopping Elderly Accidents，Deaths，and Injuries）］工具，有助于医生在临床实践中评估和发现跌倒危险。该工具是基于跌倒预防临床实践指南研发，而临床实践指南则是由卫生保健提供者提供资料、并由 AGS 和 BGS 共同提出的[46]。这个工具包括对患者的问卷调查以及简短的初步筛查问题，以协助风险分层，并筛选出哪些老年人可能会受益于进一步的步态、力量和平衡评估，以便于卫生保健提供者进行深入的多因素风险评估和干预[47]。筛查问题涉及过去一年的跌倒史、自我感觉步态不稳，及对跌倒的恐惧心理，患者对以上任何一个问题的阳性回答都可以指导医生进行下一步的步态和平衡评估（图 5.1）。

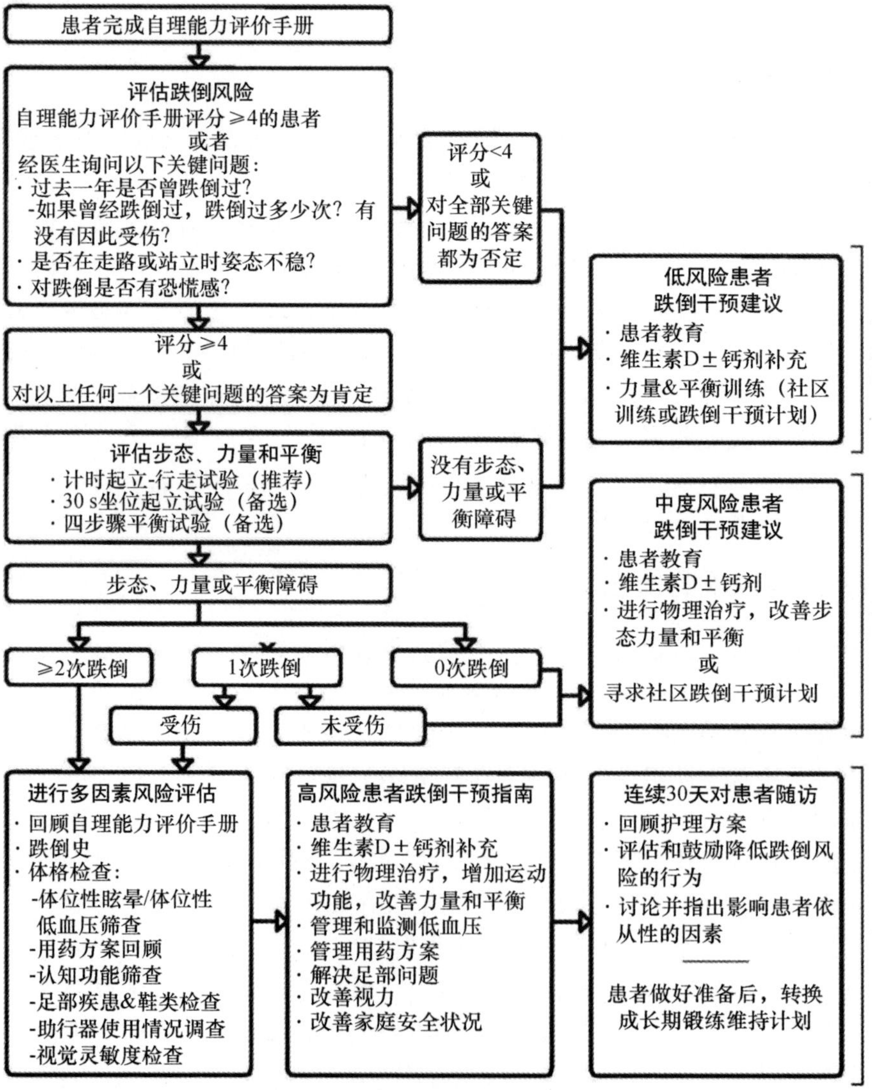

Centers for Disease Control (CDC) and Stopping Elderly Accidents, Deaths & Injuries (STEADI). (2015). *Algorithm for Fall Assessment & Interventions.* Retrieved July 22, 2015 from http://www.cdc.gov/steadi/pdf/algorithm_2015-04-a.pdf.

图 5.1 跌倒风险评估和干预流程图

评估

应尽快对过去 6 个月有过跌倒史或跌倒风险筛查结果阳性的患者，进行步态和平衡障碍的评估。存在步态和平衡障碍、出现过 2 次及以上跌倒，或发生过致伤性跌倒的患者，都应根据已知风险，进一步进行多因素风险评估，来制订个性化跌倒预防措施管理（图 5.1）[46]。

步态和平衡评估

对于一个有跌倒史的老年人，初步检查最有价值的部分，就是对其整体肌肉骨骼功能和姿势稳定性的评估。临床医生有许多评估步态与平衡的有效工具。计时起立-行走测试（timed up-and-go，TUG）作为常规检查的一部分，被广泛推荐[48]。在这个测试中，在医生的观察下，患者从一个标准扶手椅上起立，以正常速度，走过 10 英尺（约 3 米）宽的地板（若患者有需要，可以使用助行器），再转身，走回到椅子边，坐下。完成以上过程耗时≥12 s 的老人被认为有较高的跌倒风险。此外，患者如在测试过程中出现平衡能力受损、小碎步步态、摆臂障碍、不安全转身方式以及助行器使用不当等表现，则提示该患者可能具有步态或平衡能力障碍。

四步骤平衡测试是评估平衡的一种简单手段。临床医师紧靠患者站立，随时准备在患者失去平衡时给予支持。患者执行四个姿态，难度逐步升高，患者在这个过程中仅睁开眼睛保持平衡，而不借助任何辅助装置。首先，患者双脚站立。第二步，医生指导患者用一只脚接触另一只脚的足背内侧的大脚趾。第三步，患者双脚前后开立，后脚脚趾抵住前脚脚踝。最后，要求患者单脚站立。在进行下一步之前，要求患者每个姿势保持 10 s，并在这个过程中不得通过移动他或她的脚来保持平衡。受试者无法每个姿势维持 10 s，则被视为有较高的跌倒风险[46]。

功能性前伸试验是另一个快速评估平衡能力的方法。在墙面上与患者肩齐平的位置固定一个直尺，要求受试者站在墙边，肩膀与直尺垂直。嘱患者前臂抬起，手握拳，沿直尺方向，尽可能前伸，整个过程中不得迈步，尽量保持平衡。前伸的距离用直尺测量；前伸距离未及 6 英寸（15.25 cm）提示患者的跌倒风险较高[49]。

其他整体评估肌肉骨骼功能的试验较为耗时，在常规初级卫生保健中不易操作。综合运动评估（performance-oriented mobility assessment，POMA）或称 Tinetti 评估量表，是一个评估步态和平衡的可靠方法。该方法在实施过程中，需要对多个项目细致评分，其中包括在无扶手椅坐下和起立、步长、步伐对称性、行走路径偏差，以及一些其他的参数[50]。Berg 平衡量表是评估康复情况的良好工具，它是一个 14 项评估量表，包括双脚并拢站立、单脚站立，以及弯腰从站立地点拾起东西。平衡评分预测了老年人群多种跌倒的可能，并且与功能和运动表现密切相关[51]。简易体能状况量表（Short Physical Performance Battery，SPPB）包括对并脚站立、步速的检测，也可以用来预测跌倒的风险[52-53]。

多因素评估

推荐对存在步态和平衡能力障碍及既往有一次以上跌倒史或跌倒致伤史的老年人进行多因素评估。全面了解跌倒的高危因素及老年人健康状况，有助于进一步深入、个体化的分析和干预。因此进行良好的评估是很有必要的，评估的范围也不应局限在生物医学领域，并在医生临床实践过程中具有良好的可操作性。评估可以包括认知评估、家庭环境及其他社会心理的问题。

病史

作为一个评估的开始，了解跌倒发生时的相关情况是很重要的，例如跌倒的地点、时间、相关事件及患者跌倒时的症状。夜间跌倒常常与不良照明条件和视力低下等综合因素相关。意识障碍可能与潜在心脏或神经系统功能异常相关。餐后跌倒则提示患者可能患有餐后低血压。医务人员应留意患者是否存在影响老年人步态或平衡障碍的相关健康问题，如骨关节炎和其他引起肌肉骨骼疼痛的疾病、眩晕、帕金森病、卒中后遗症、脊髓型颈椎病和糖尿病。由于跌倒可以是老年人一些急性疾病的非特异表现，因此对患者进行系统全面查体以明确跌倒原因、评估跌倒风险是有帮助的。对于经常跌倒的老年人，必须询问其有无饮酒史，因为老年人往往不会主动提供这类信息。

病史询问中很重要的一部分就是回顾具有跌倒风险的老年人目前的用药史，包括非处方药。医务人员应特别留意可增加老年人跌倒风险的药物，正如前面讨论过的，如精神药物（苯二氮䓬类药物、镇静安眠药、抗精神病药、抗抑郁药）、降压药、止痛药，以及抗胆碱能药物。广泛使用的非处方安眠药可能含有苯海拉明或氯苯那敏，而强抗胆碱能药物也与跌倒风险增加相关。此外，还需关注近期跌倒是否与患者最近新增/换药物有关，这对于我们探究老年人跌倒的原因可能有帮助。

正如前文提到过的，日常基本活动及工具性活动有困难的老年人跌倒风险增加。可以采取适当的病史询问或问卷调查的方式来获得老年人的用药信息，同时也注意收集老年人辅助工具和助行器使用的相关信息。

体格检查

除了步态和平衡能力评估，对于一个反复跌倒或有跌倒致伤史的老年患者，我们应进行全面的体格检查。体格检查应首先从直立位体征的检测开始，进而评估体位性低血压。着重检查心脏、肌肉骨骼以及神经系统，可能会有助于我们确定跌倒原因，并协助确定适当的干预措施。足部检查是必要的，关注患者是否存在踇囊炎和胼胝、脚趾甲过长和不适合的鞋等可能导致足部疼痛的情况，这些都能成为导致跌倒的原因。

我们还建议筛查认知功能。认知障碍与痴呆影响安全意识和完成复杂操作的能力。简易智力状态评估量表[54]可作为认知障碍的一个简易筛查工具。另一种认知筛查工具是蒙特利尔认知评估量表（Montreal Cognitive Assessment，MoCA）[55]或简易精神状态检查表（Mini-Mental State Examination，MMSE）[56]。然而，这类方法比较耗时，较难在有限的门诊时间内完成。

除此以外，还应通过视力表对老年人进行视力筛查。如果怀疑老年人有听力障碍，可以通过使用手持听力筛查仪或者耳语测试进行听力筛查。听力受损会削弱老年人对警示、提醒的声音及周围环境变化的察觉、应对能力，导致跌倒等意外的发生。

诊断性检查

目前尚无研究证据建议，对跌倒后或有明确跌倒风险的老年人应该进行哪些实验室检查。是否进行诊断性检查必须依据临床评价的结果。当病史或体检有阳性发现，则应该对患者进行动态心电图、超声心动图、脑 CT 及其他心脏功能评价手段或影像手段的检查。当病史信息和体格检查结果都无法解释反复跌倒的发生时，应该请患者记录一个详细的跌倒日记，来反映跌倒的病因或影响因素。适当情况下，应依靠实验室检查排除明显贫血、电解质异常、甲状腺功能减退、维生素 B_{12} 缺乏等可能导致跌倒的混杂因素。如果患者有认知障碍，那将对临床医生的诊断工作造成不小的挑战；因为她（他）可能无法提供一个准确的病史。在这种情况下，需要家庭成员和监护人提供有效信息作为参考。

医生也应考虑将血清 25-羟维生素 D 水平作为衡量患者是否可以从维生素 D 补充中获益的指标。然而，近期已有研究着手探究维生素 D 和跌倒风险降低之间的关系。目前认为按照推荐剂量补充维生素 D 造成副作用的可能性很低，因此按推荐剂量补充维生素 D，同时监测血清维生素 D 水平，看来是一个降低跌倒风险的合理手段[57-58]。

危险因素纠正/跌倒干预

如今，我们有许多降低跌倒风险的干预策略。这些干预措施需要在获知可控危险因素的基础上，进一步个性化处理。2012年Cochrane系统综述，总结了159篇有关社区老年人跌倒风险干预措施的随机对照研究，发现了一系列可以降低跌倒风险的干预措施[15]。其中体育锻炼，包括集体运动，可显著降低社区老年人群中跌倒相关骨折的风险。另外，多因素干预包括个体风险评估、家庭环境评估及家庭护理优化方案在内，都可以有效降低跌倒的风险。这篇综述指出家庭安全干预比职业治疗师提供的专业治疗更能有效预防跌倒。

研究表明成体系的干预措施可以降低早期白内障术后和置入起搏器后颈动脉窦高敏综合征患者的跌倒危险。逐步降低精神药物的剂量也可以有效降低跌倒发生率。此外，初级保健医生用药方案的优化也可让患者跌倒风险显著降低[59]。

值得注意的是，Cochrane综述指出，补充维生素D并不能直接降低跌倒的风险，但它可能有助于改善用药前维生素D不足或缺乏带来的一系列弊端(从而间接降低跌倒风险)。此外，也没有发现任何证据表明，认知行为干预对跌倒风险有影响。在缺乏其他跌倒干预措施（如运动）的前提下，仅依靠健康宣教是无法显著降低跌倒发生率的。

运动和跌倒风险

大量研究表明，规律的体育锻炼可以降低老年人的跌倒风险。AGS/BGS推荐为高跌倒风险的患者制订锻炼计划，包括平衡、步态和力量训练[44]。

Otago锻炼计划是指一系列在物理治疗师的辅助下，在家中进行的力量和平衡锻炼，共包括17个动作。Otago锻炼已被证实可以使老年衰弱患者的跌倒风险下降35%～40%。由新西兰学者基于循证医学证据开发的锻炼计划，已被作为一个成功的社区干预、减少跌倒风险的体育锻炼模板[60-61]。

近期对太极的研究表明，经常打太极拳可使老年人跌倒风险显著降低。一项随机对照研究发现，连续6个月、每周打3次太极拳，大幅度降低了跌倒的发生，特别是反复跌倒和严重致伤的跌倒，同时，平衡和步态评估的结果也得到了改善。并且这些结果在1年的随访中得到证实[62]。其他研究结果也支持了这个发现[63]。除了规律锻炼，我们整理了其他一些减少跌倒风险的干预措施，如下所述。

药物评估

对于临床医生而言，药物评估是最易在办公室进行的，也是最为有效的危险因素干预措施。全面了解跌倒相关的药物和高跌倒风险患者的临床特征，对于指导患者改变用药方案是必不可少的。特别是应该对高跌倒风险的药物，如苯二氮䓬类、镇静催眠药、抗精神病药、抗抑郁药、抗高血压药仔细评估，以确定是否有必要让患者继续使用这些药物。

体位性低血压管理

老年人合并症多，加之多重用药的情况，导致体位性低血压的发生。与体位性低血压相关的疾病包括帕金森病、糖尿病、脱水；相关药物则包括降血压药物，如抗高血压药和利尿药；此外，衰老导致的老年人对体位变化适应减慢，也可能参与了老年人体位性低血压的发生。医生应该考虑调整用药方案，并就其当前用药方案的风险、受益与患者详谈。在此过程中，应了解其生活方式和居家环境，以便找出其现有的跌倒危险因素。

改善步态和平衡障碍

步态和平衡受到多种因素影响，包括小脑功能、前庭功能、本体感觉、老年痴呆、药物副作用等。临床医生在制订临床决策时，应首先考虑导致步态和平衡障碍的因素。

关注足部及鞋类选择的问题

针对患者足部疼痛的老年人，联合足、踝锻炼的足疗干预可以使他们明显获益。具有跌倒风险的老年人应该避免穿着高跟鞋，应尽量选择穿着和地面接触面较大的鞋类。

解决视力问题

我们建议视力低下的老年人如有需求，去眼科就诊。同时必须指出的是，有研究发现一些矫正视力的工具可以增加跌倒的风险；AGS/BGS 提醒佩戴多焦点眼镜的老年人在锻炼或散步时，特别是在上楼梯的时候，更应小心。

正如我们前面讨论过的，早期白内障手术是一个有效的干预手段，已被证实可以降低老年人跌倒的风险。

改善居家环境

初级卫生保健机构不具备针对居家环境进行评估和干预的设施，但对于反复在家中跌倒的老年人，在进行多方干预措施的同时，可推荐其求助专业人士（如职业治疗师），完成居家环境安全评价。临床医生会建议患者清除松散的地毯和其他可能绊倒患者的障碍物（如接线板），并建议给老年人配备支持器具如扶手和栏杆，同时保证家中良好的照明。

临床医生可利用的资源

由于临床工作繁忙，有时医生不仅不能为患者提供全面的干预措施，以降低跌倒风险和跌倒相关伤害的发生，同时临床医师自己有时也难以及时跟进该领域的最新进展。然而，每一个临床医生都应该掌握这些基本筛查手段和检查工具，并能够指导患者获得有帮助的网络和社区资源（如果条件允许）。

STEADI

美国疾病控制中心（CDC）创建了一个网站，称为 STEADI（预防老年人意外事件、死亡和伤害发生）[46]。该网站提供可下载情况说明书、检查技巧等，以及保健医生教学视频（例如，计时起立-行走试验）和为老年人（及其家人）设计的下载材料（例如，座位起立测试）。该网站还包括其他相关资源的链接。

美国老龄委员会

美国老龄委员会（National Council on Aging，NCOA）也提供了美国联邦为降低跌倒发生率而制订的跌倒干预指南以及相关信息，网址为 https://www.ncoa.org/healthy-aging/fallsprevention/。2015 年美国国家跌倒干预计划实际上是对该领域的一个很好总结，为减少美国老年人跌倒发生提供了合理的干预措施[64]。

美国职业治疗协会

美国职业治疗协会（American Occupation Therapy Association，AOTA），网址为 https://www.aota.org/practice/productive-aging/falls/，提供了一个跌倒预防工具包，还有他们与 CDC 合作的跌倒预防项目信息，以及专业领域研究进展资源信息、干预建议、宣传材料和公众认知度数据。

美国物理治疗协会

美国物理治疗协会（American Physical Therapy Association，APTA），

网址为 http://www.apta.org/BalanceFalls/，提供了平衡、力量及跌倒风险的信息。除此以外，还提供了良性阵发性体位性眩晕等特殊疾病以及平衡与跌倒的相关资料，还有居家环境安全建议。

美国老年医学会

美国老年医学会（AGS）的网址为 www.americangeriatrics.org。该网站提供了 AGS 对跌倒评估和干预的指南。它的姊妹网站 www.HealthinAging.org 则向公众提供了包括跌倒干预在内的、许多老年人常见健康问题的资料。

国家骨质疏松症基金会

国家骨质疏松症基金会网址为 www.nof.org，该网站为公众和医生们提供了大量有关骨骼健康的资料、骨质疏松诊疗指南，以及对骨质疏松患者的运动建议。

总结

患者可能不会把他们的跌倒史和跌倒风险视作一个健康问题。卫生保健提供者可以通过筛查，寻找可控危险因素，帮助患者改善危险因素，并帮助他们了解相关社区资源。

用药方案、眼镜、所穿鞋类的改变都可能导致跌倒风险增加，提醒患者需要留意自己这些生活细节上的改变。

用药方案

- 评估患者多重用药情况（有什么药患者不需要?），同时应该关注致跌倒风险高的处方药物和非处方药物。
- 在跌倒高风险患者起始服用抗高血压药、抗精神病药、阿片类药物和抗胆碱能药物等的第一个月，提醒他们警惕跌倒发生。

视觉

- 多焦眼镜与跌倒风险增加相关；然而，大多数患者并没有意识到这一点。
- 白内障手术可降低跌倒的风险。

体位性低血压

- 应教育患者学会以尽量慢的速度站起，特别是当患者从卧位站立起来时，以免血压突降，造成体位性低血压的发生，引起患者眩晕，继而跌倒。

—应当教会体位性低血压患者在每次改变体位的过程中，在心中默数到10或默唱一首简短的歌，来保证他们改变体位的速度尽量缓慢，特别是在起床的时候，更应严格按照这个方法行事。

—应重新考虑给有跌倒史的患者加用新的抗高血压药物的必要性，因为更有效地降低血压，往往伴随着跌倒致伤风险的增加[24]。

维生素 D

—维生素D补充疗法价格便宜、相对安全，容易为患者接受。

—AGS建议每天给予患者1000 U维生素D；USPTF则建议每天给予800 U维生素D。

—关于维生素D的疗效仍有争议，因此未来有可能对现有的建议进行调整。

鞋类

—告知患者穿光滑鞋底、单穿袜子或穿高跟鞋走路的危险性，以及运动鞋可以给他们带来的获益。

锻炼和预防计划

—研究表明，在医疗机构通常难以实施运动或步态训练计划。

—条件许可的情况下，患者应多加了解自己社区可利用的资源。

—太极和Otago运动已被证实可以有效预防跌倒。

—许多社区有专业的平衡失调中心，可以帮助评估和治疗步态障碍。

家庭安全评估

—物理和职业治疗师可在家庭健康机构的帮助下，整体评估患者的家庭安全情况。

尽管临床医生工作繁忙，在对患者完成筛查和干预的同时，再完成家庭安全评估十分困难，针对有跌倒风险的人群每年进行一次全面而简单的跌倒评估，可为患者带来很大的获益，可减少患者的生理功能丧失，提高生活质量，延长生存寿命。因此，跌倒评估绝对是事半功倍的。

总结和关键点

1. 每年约有1/3的65岁以上老年人发生跌倒。10%～30%的跌倒会造成严重损伤，其中包括深度裂伤、骨折（髋、骨盆、腿、踝、腕、肩、肋），甚至颅脑外伤。

2. 日常活动不受限的老年人跌倒地点往往是在户外，他们通常是因道路上有障碍物，或道路不平坦被绊倒。而日常活动受限的老年人则往往是在家中跌倒。这部分老年人跌倒的内因是自身平衡能力和力量的下降，外因则可能是被宠物猫、小地毯或其他地面上的杂物绊倒。
3. 跌倒危险因素包括高龄、跌倒史、日常活动障碍、步态平衡失调、认知障碍和不科学的用药方案。
4. 抗高血压治疗会增加老年患者跌倒的风险，每加用一种抗血压药可增加36％的跌倒风险。
5. 佩戴不合适的眼镜可能会增加跌倒风险。佩戴双焦或多焦眼镜的老年人比佩戴单焦眼镜的老年人跌倒风险高40％。
6. 应每年进行跌倒筛查和步态、平衡评估，以减少跌倒危险因素。
7. 改善步态和平衡能力可以减少跌倒的发生。

参考文献

1. Kramarow E, Chen LH, Hedegaard H, Warner M. NCHS Data Brief 199. Centers for Disease Control and Prevention. 2015. http://www.cdc.gov/nchs/data/databriefs/db199.htm.
2. Centers for Disease Control. 2015a. http://www.cdc.gov/homeandrecreationalsafety/falls/adultfalls.html.
3. Haentjens P, Magaziner J, Colón-Emeric CS, Vanderschueren D, Milisen K, Velkeniers B, et al. Meta-analysis: excess mortality after hip fracture among older women and men. Ann Intern Med. 2010;152:380–90.
4. Haring RS, Narang K, Canner JK, Asemota AO, George BP, Selvarajah S, et al. Traumatic brain injury in the elderly: morbidity and mortality trends and risk factors. J Surg Res. 2015;195:1–9.
5. Vochteloo AJH, Moerman S, Tuinebreijer WE, Maier AB, de Vries MR, Bloem RM, et al. More than half of hip fracture patients do not regain mobility in the first postoperative year. Geriatr Gerontol Int. 2013;13:334–41.
6. Hartholt KA, van Beeck EF, Polinder S, van der Velde N, van Lieshout EM, Panneman MJ, et al. Societal consequences of falls in the older population: injuries, healthcare costs, and long-term reduced quality of life. J Trauma. 2011;71:748–53.
7. Kelsey JL, Berry SD, Procter-Gray E, Quach L, Nguyen US, Li W, et al. Indoor and outdoor falls in older adults are different: the maintenance of balance, independent living, intellect, and Zest in the Elderly of Boston Study. J Am Geriatr Soc. 2010;58:2135–41.
8. Tinetti M. Fear of falling and fall-related efficacy in relationship to functioning among community-living elders. J Gerontol. 1994;49(3):M140–7. PMID: 8169336.
9. Austin N, Devine A, Dick I, Prince R, Bruce D. Fear of falling in older women: a longitudinal study of incidence, persistence, and predictors. J Am Geriatr Soc. 2007;55:1598.
10. van der Meulen E, Rixt Zijlstra GA, Ambergen T, Kempen GI. Effect of fall-related concerns on physical, mental, and social function in community-dwelling older persons: a prospective cohort study. J Am Geriatr Soc. 2014;62:2333–8.

11. Tinetti ME, Kumar C. The patient who falls: "it's always a trade-off". JAMA. 2010;303(3):258–66.
12. Stevens JA, Mack KA, Paulozzin LJ, Ballesteros MF. Self-reported falls and fall-related injuries among persons aged greater than or equal to 65 years--United States, 2006. MMWR. 2008;57(09):225–9. http://www.cdc.gov/mmwr/preview/mmwrhtml/mm5709a1.htm. Accessed 08 Aug 2015.
13. Ganz DA, Bao Y, Shekelle PG, Rubenstein LZ. Will my patient fall? JAMA. 2007;297(1):77–86.
14. Deandrea S, Lucenteforte E, Bravi F, Foschi R, La Vecchia C, Negri E. Risk factors for falls in community-dwelling older people: a systematic review and meta-analysis. Epidemiology. 2010;21(5):658–68.
15. Gillespie LD, Robertson MC, Gillespie WJ, Sherrington C, Gates S, Clemson LM, et al. Interventions for preventing falls in older people living in the community. Cochrane Database Syst Rev. 2012; Issue 9. Art. No.: CD007146. doi:10.1002/14651858.CD007146.pub3.
16. Tinetti ME, Speechley M, Ginter SF. Risk factors for falls among elderly persons living in the community. N Engl J Med. 1988;319:1701–7.
17. Muir SW, Gopaul K, Montero Odasso MM. The role of cognitive impairment in fall risk among older adults: a systematic review and meta-analysis. Age Ageing. 2012;41:299–308. PMID: 22374645.
18. Amboni M, Barone P, Hausdorff JM. Cognitive contributions to gait and falls: evidence and implications. Mov Disord. 2013;28:1520–33. PMID: 24132840.
19. Centers for Disease Control. 2015b. Behavioral risk factor surveillance system. http://www.cdc.gov/brfss/. Accessed 08 Aug 2015.
20. Anglemyer A, Horvath HT, Bero L. Healthcare outcomes assessed with observational study designs compared with those assessed in randomized trials. Cochrane Database Syst Rev. 2014. doi:10.1002/14651858.MR000034.pub2.
21. Woolcott JC, Richardson KJ, Wiens MO, Patel B, Marin J, Khan KM, et al. Meta-analysis of the impact of 9 medication classes on falls in elderly persons. Arch Intern Med. 2009;169:1952–60. PMID: 19933955.
22. Pan HH, Li CY, Chen TJ, Su TP, Wang KY. 2014. Association of polypharmacy with fall-related fractures in older Taiwanese people: age- and gender-specific analyses. BMJ Open. http://bmjopen.bmj.com/content/4/3/e004428. PMID: 24682575.
23. Fraser LA, Liu K, Naylor KL, Hwang YJ, Dixon SN, Shariff SZ, et al. Falls and fractures with atypical antipsychotic medication use: a population-based cohort study. JAMA Intern Med. 2015;175(3):450–2.
24. Tinetti ME, Han L, Lee DS, McAvay GJ, Peduzzi P, Gross CP, et al. Antihypertensive medications and serious fall injuries in a nationally representative sample of older adults. JAMA Intern Med. 2014;174:588–95.
25. Shimbo D, Bowling CB, Levitan E, et al. Risk of serious fall injuries after initiation of antihypertensive medications in older adults (abstract). J Am Soc Hypertens. 2015;e15. http://news.medlive.cn/uploadfile/20150520/14320916542471.pdf. Accessed 08 Aug 2015.
26. Lipsitz LA, Habtemariam D, Gagnon M, Iloputaife I, Sorond F, Tchalla AE, et al. Reexamining the effect of antihypertensive medications on falls in old age. Hypertension. 2015;66:183–9. PMID: 25941341.
27. Butt DA, Mamdani M, Austin PC, Tu K, Gomes T, Glazier RH. The risk of hip fracture after initiating antihypertensive drugs in the elderly. Arch Intern Med. 2012;172:1739–44.
28. Butt DA, Mamdani M, Austin PC, Tu K, Gomes T, Glazier RH. The risk of falls on the initiation of antihypertensive drugs in the elderly. Osteoporos Int. 2013;24:2649–57.
29. Choi HJ, Park C, Lee YK, Ha YC, Jang S, Shin CS. Risk of fractures in subjects with antihypertensive medications: a nationwide claim study. Int J Cardiol. 2015;184:62–7.
30. Rolita L, Spegman A, Tang X, Cronstein BN. Greater number of narcotic analgesic prescriptions for osteoarthritis is associated with falls and fractures in elderly adults. J Am Geriatr Soc. 2013;61:335–40. PMID: 23452054.

31. Takkouche B, Montes-Martínez A, Gill SS, Etminan M. Psychotropic medications and the risk of fracture: a meta-analysis. Drug Saf. 2007;30:171–84. PMID: 17253881.
32. Hegeman J, van den Bemt BJF, Duysens J, van Limbeek J. NSAIDs and the risk of accidental falls in the elderly. Drug Saf. 2009;32:489–98.
33. Richardson K, Bennett K, Maidment ID, Fox C, Smithard D, Kenny RA. Use of medications with anticholinergic activity and self-reported injurious falls in community-dwelling adults. J Am Geriatr Soc. 2015. doi:10.1111/jgs.13543 (epublished ahead of print).
34. Fox C, Smith T, Maidment I, Chan WY, Bua N, Myint PK, et al. Effect of medications with anti-cholinergic properties on cognitive function, delirium, physical function and mortality: a systematic review. Age Ageing. 2014;43:604–15.
35. Taylor CL, Thomas PR, Aloia JF, Millard PS, Rosen CJ. Am J Med. 2015. doi:10.1016/j.amjmed.2015.05.025. PMID: 26071820 (available online ahead of publishing).
36. American Geriatrics Society Workgroup on Vitamin D Supplementation for Older Adults. Recommendations abstracted from the American Geriatrics Society Consensus Statement on vitamin D for prevention of falls and their consequences. J Am Geriatr Soc. 2015;62:147–52. PMID: 24350602.
37. Haran MJ, Cameron ID, Ivers RQ, Simpson JM, Lee BB, Tanzer M, et al. Effect on falls of providing single lens distance vision glasses to multifocal glasses wearers: VISIBLE randomised controlled trial. BMJ. 2010;340:c2265.
38. Lord SR, Dayhew J, Howland A. Multifocal glasses impair edge-contrast sensitivity and depth perception and increase the risk of falls in older people. J Am Geriatr Soc. 2002;50:1760–6.
39. Kelsey JL, Procter-Gray E, Nguyen US, Li W, Kiel DP, Hannan MT. Footwear and falls in the home among older individuals in the MOBILIZE Boston Study. Footwear Sci. 2010;2:123–9.
40. Koepsell TD, Wolf ME, Buchner DM, Kukull WA, LaCroix AZ, Tencer AF, et al. Footwear style and risk of falls in older adults. J Am Geriatr Soc. 2004;52:1495–501. PMID: 15341551.
41. Reuben DB, Herr KA, Pacala JT, Pollock BG, Potter JF, Semla TP. Fall prevention. In: Geriatrics at your fingertips. New York: American Geriatrics Society; 2015. 118 pp.
42. Abbo ED, Zhang Q, Zelder M, Huang ES. The increasing number of clinical items addressed during the time of adult primary care visits. J Gen Intern Med. 2008;23:2058–65. PMID: 18830762.
43. Fried TR, Tinetti ME, Iannone L. Primary care clinicians' experiences with treatment decision making for older persons with multiple conditions. Arch Intern Med. 2011;171:75–80. PMID: 20837819.
44. Panel on Prevention of Falls in Older Persons, American Geriatrics Society, British Geriatrics Society. Summary of the Updated American Geriatrics Society/British Geriatrics Society clinical practice guideline for prevention of falls in older persons and recommendations. J Am Geriatr Soc. 2011;59:148–57. PMID: 21226685.
45. Moyer VA, U.S. Preventive Services Task Force. Prevention of falls in community-dwelling older adults: U.S. Preventive Services Task Force recommendation statement. Ann Intern Med. 2012;157:197–204. PMID: 22868837.
46. Centers for Disease Control. 2015c. STEADI-older adult fall prevention. www.cdc.gov/steadi/.
47. Stevens JA, Phelan EA. Development of STEADI: a fall prevention resource for health care providers. Health Promot Pract. 2013;14:706–14. PMID: 23159993.
48. Podsiadlo D, Richardson S. The timed "up & go": a test of basic functional mobility for frail elderly persons. J Am Geriatr Soc. 1991;39:142–48. PMID: 1991946.
49. Duncan PW, Weiner DK, Chandler J, Studenski S. Functional reach: a new clinical measure of balance. J Gerontol. 1990;45:M192–7. PMID: 2229941.
50. Tinetti ME. Performance-oriented assessment of mobility problems in elderly patients. J Am Geriatr Soc. 1986;34:119–26. PMID: 3944402.
51. Berg KO, Wood-Dauphinee SL, Williams JI, Maki B. Measuring balance in the elderly: validation of an instrument. Can J Public Health. 1992;83 Suppl 2:S7–11. PMID: 1468055.

52. Guralnik JM, Ferrucci L, Simonsick EM, Salive ME, Wallace RB. Lower-extremity function in persons over the age of 70 years as a predictor of subsequent disability. N Engl J Med. 1995;332:556–61. PMID: 7838189.
53. Guralnik JM, Ferrucci L, Pieper CF, Leveille SG, Markides KS, Ostir GV, et al. Lower extremity function and subsequent disability: consistency across studies, predictive models, and value of gait speed alone compared with the short physical performance battery. J Gerontol A Biol Sci Med Sci. 2000;55:M221–31. PMID: 10811152.
54. Borson S, Scanlan JM, Chen P, Ganguli M. The Mini-Cog as a screen for dementia: validation in a population-based sample. J Am Geriatr Soc. 2003;51:1451–4. PMID: 14511167.
55. Nasreddine ZS, Phillips NA, Bédirian V, Charbonneau S, Whitehead V, Collin I, et al. The Montreal Cognitive Assessment, MoCA: a brief screening tool for mild cognitive impairment. J Am Geriatr Soc. 2005;53:695–9. PMID: 15817019.
56. Tombaugh TN, McIntyre NJ. The mini-mental state examination: a comprehensive review. J Am Geriatr Soc. 1992;40:922–35. PMID: 1512391.
57. LeBlanc ES, Chou R. Vitamin D and falls—fitting new data with current guidelines. JAMA Intern Med. 2015;175:712–3. PMID: 25799014.
58. Uusi-Rasi K, Patil R, Karinkanta S, Kannus P, Tokola K, Lamberg-Allardt C, et al. Exercise and vitamin D in fall prevention among older women: a randomized clinical trial. JAMA Intern Med. 2015;175:703–11. PMID: 25799402.
59. Milos V, Bondesson Å, Magnusson M, Jakobsson U, Westerlund T, Midlöv P. Fall risk-increasing drugs and falls: a cross-sectional study among elderly patients in primary care. BMC Geriatr. 2014;14:40. doi:10.1186/1471-2318-14-40. PMID: 24674152.
60. Liu-Ambrose T, Eng JJ. Exercise training and recreational activities to promote executive functions in chronic stroke: a proof-of-concept study. J Stroke Cerebrovasc Dis. 2015;24:130–7. PMID: 25440324.
61. Liu-Ambrose T, Donaldson MG, Ahamed Y, Graf P, Cook WL, Close J, et al. Otago home-based strength and balance retraining improves executive functioning in older fallers: a randomized controlled trial. J Am Geriatr Soc. 2008;56:1821–30. PMID: 18795987.
62. Li F, Harmer P, Fisher KJ, McAuley E, Chaumeton N, Eckstrom E, et al. Tai Chi and fall reductions in older adults: a randomized controlled trial. J Gerontol A Biol Sci Med Sci. 2005;60:187–94. PMID: 15814861.
63. Zhuang J, Huang L, Wu Y, Zhang Y. The effectiveness of a combined exercise intervention on physical fitness factors related to falls in community-dwelling older adults. Clin Interv Aging. 2014;9:131–40. PMID: 24453483.
64. Cameron K, Schneider E, Childress D, Gilchrist C. National Council on Aging Falls Free National Action Plan. 2015. https://www.ncoa.org/resources/2015-falls-free-national-falls-prevention-action-plan.

老年患者应该驾车吗？ 6

Quratulain Syed，Ned Wilson Holland Jr.
（褚 琳　李娇娇　译　姜 娟　校）

引言

美国是一个遍布高速公路的国家。汽车是现代文化不可分割的一部分，对于很多人而言它意味着收入来源、娱乐以及自由。实际上，驾车能力可使老年人在社区中社会化，可以帮助他们外出购买生活必需品，并方便他们照顾自己以避免成为他人的负担。许多老年人可能已经有 70 多年驾龄，所以终止驾驶可能会造成这些老年人社交孤立，给他们带来焦虑症状，并且给老年人的照护者带来额外的负担。很多老年驾驶员是很有责任感的，与年轻驾驶员相比，他们发生鲁莽驾驶、高速驾驶或者酒驾的概率更小[1]。不幸的是，慢性疾病会影响安全驾驶能力，并且慢性病带来的负担随着年龄而增加。美国疾病控制与预防中心（CDC）报告，在 2010 年机动车伤害是 65～85 岁人群外伤所致死亡的第二主因。死亡分析报告系统的数据显示，除了青少年组外，80 岁及以上老年人比其他人群，在每百万英里路程发生的机动车事故中有更高的死亡及受伤比率。

许多临床医生在与老年人探讨安全驾车时并不顺利，但事实上判定一名老年人是否可以继续驾车的责任已落在了内科医生的肩上。因此，临床医生更愿意接受教育以提高他们在办公室对老年司机进行评估的技能[2]。在这篇文章中，我们将回顾一些老年人常见的影响驾驶技能的情况和在这些情况下能否驾驶的循证指南及如何评估患者的驾驶安全。

神经认知障碍与驾驶

阿尔茨海默病（AD）引起的认知障碍可影响记忆力、注意力持续时间、解决问题能力、同时处理多重任务能力、定向力、判断力及反应速度，这些均可影响驾驶能力。与对照组相比，研究者发现阿尔茨海默病患者表现出更多的安全错误及控制车道错误。并且在模拟驾驶评估中，当驾驶员接近十字路口并有另一辆车违法占道时，阿尔茨海默病患者机动车事故发生率更高[3-4]。即使是诊断为遗忘型轻度认知障碍，即轻度短时记忆缺失和不伴有功能受损的解决问题能力轻度下降，患者的车道控制和其他驾驶能力也有可能受到损害[5]。

额颞叶痴呆（frontotemporal dementia，FTD）与推理能力、灵活性、计划性及执行力等更深层次的损害相关。额颞叶痴呆的患者较对照组驾驶能力明显下降，表现在超速、看到“停止”标志不停车，并且更易发生野外撞车事故[6]。

人类免疫缺陷病毒（HIV）相关认知障碍的患者有执行能力和视觉注意力的损害，因此与人类免疫缺陷病毒阳性但不伴有认知损害的对照组相比，机动车事故发生率较高[7,8]。

痴呆的诊断不足以预测一个人安全驾驶的能力。痴呆水平与驾驶风险相关性有较强的证据（A 级）[9-10]，因此，美国神经病学会已经提议使用临床痴呆评定量表（Clinical Dementia Rating，CDR）来鉴别痴呆患者是否存在危险驾驶的高风险因素。在轻度痴呆患者中（CDR 评分 1 分），当记忆力减退伴有中等程度的解决问题困难和对日常复杂活动功能损害时，只有 41%的驾驶员可以安全驾驶。患者自我分级“驾驶能力安全”或者其照护者将患者分级为“驾驶能力安全”与道路驾驶考试结果有较差的相关性（A 级证据）。然而，照护者对患者驾驶能力分级为“临界”或者“不安全”可有效甄别非安全驾驶员（B 级证据）。其他“危险信号”包括近期被交通传讯、机动车事故、自我报告的无法驾驶的情况、简易精神状态检查评分 24 分或者更低、出现侵略性或冲动性人格（C 级证据）（表 6.1）[9]。有遗忘性轻度认知功能障碍（CDR 评分 0.5 分）的多数驾驶员可“通过”驾驶评估，但是上述危险信号可以作为指导驾驶评估的参考。中至重度痴呆（CDR 评分 2 和 3 分）可能导致记忆、判断、日常复杂活动能力方面的严重损害，因此这些患者应该被强烈建议禁止驾驶，并使用可替代的交通方式。

表 6.1 识别认知损害人群中的高危驾驶者

证据级别	有效识别高危驾驶员的特点	与识别高危驾驶员无关的特点
A	临床痴呆评定量表得分	患者安全驾驶能力的自我评估
B	照护者评估患者驾驶能力处于临界或者不安全	
C	有交通处罚或者碰撞史	缺少无法驾驶情况的报告
	驾驶里程减少	
	自我报告无法驾驶	
	简易精神状态评分＜24 分	
	侵略或者攻击人格	

可在 3～5 min 之内完成的连线测验 B 部分（也称作 B 测验），与近期及未来可能发生过失机动车事故高度相关[11-12]。临床医生可在繁忙的诊室工作中应用该表筛选适合驾驶的人。

疑诊痴呆时，详细的神经心理评估可能对记忆、空间认知及执行能力的评估是有用的。然而，参考神经心理测试来评估痴呆患者驾驶风险的证据并不充足。

没有证据支持或者反对干预策略对于痴呆驾驶者恢复驾驶能力有益。

帕金森病与驾驶

有帕金森病的驾驶员已被发现在以下方面存在问题：速度低于 50 km/h 时的靠边行驶、速度超过 50 km/h 时的速度适应能力、左转弯、车道保持、盲区观察、倒车、停车、通过交通灯[13-14]。像雾天这样的低反差能见度条件，帕金森病患者驾驶能力也明显变差，并且在这种情况下撞车风险更高[15]。

在预测驾驶能力的评分中，有效视野、对比灵敏度、连线测验 B 部分和连线测验 B-A（B 测验的时间减去 A 测验的时间）、功能性前伸和不看运动成绩的统一帕金森病评定量表（UPDRS）是 B 级证据[16]。

临床医生可以在诊室对患者进行功能性前伸试验及连线测验 B，进行最初的评估。有轻度运动障碍的帕金森病患者可能是可以驾驶的。当诊断帕金森病时，他们应该接受基线驾驶评估，并且每年进行重新评估。疾病进展时应建议停止驾驶，并使用替代的交通方式。对于有重度运动障碍且疾病严重的患者，应禁止其驾驶机动车[17]。

心血管疾病与驾驶

高达 3％的机动车事故的原因为驾驶员突发驾驶能力丧失，且其中大约 10％是心脏源性的[18]。高达 35％的驾驶中晕厥发作是神经介导的，包括神经心源性晕厥、情景性晕厥及颈动脉窦持续高敏性晕厥。心律失常（包括心动过缓、室上性心动过速、室性心动过速）、直立不耐受是其他常见的驾驶中晕厥的原因[19-20]。

17％～40％的有晕厥史的患者在随访 1 年内复发。有过一次驾驶中晕厥发作的患者中，1 年晕厥复发率为 14％。对于有复发及严重晕厥发作的患者，应该建议限制驾驶直至明确晕厥病因，并有效控制其发作。驾驶中晕厥发作患者及非驾驶中晕厥发作患者的病因及复发的比率是相似的，因此驾驶相关的建议两者都适用[21]。表 6.2 列举了常见的心律失常及在这些情况下的驾驶建议。

表 6.2 心律失常患者的驾驶建议

心律失常	治疗	驾驶限制条件	
		个人司机	职业司机
有症状的心动过缓	停止使用引起症状的药物	成功治愈后	
	起搏器植入	1～4 周后	当起搏器正常工作时
室上性心动过速	药物治疗	成功治愈后	
	导管消融	成功治愈后	明确长期有效后
室性心律失常	药物治疗	成功治愈后	
	导管消融	成功治愈后	明确长期有效后
	ICD 植入：初级预防	4 周	永远
	ICD 植入：二级预防	3 个月（EHRA） 6 个月（AHA）	永远
	ICD 替换	1 周	永远
	传导系统替换	4 周	永远
	拒绝使用 ICD：初级预防	无限制	永远
	拒绝使用 ICD：二级预防	7 个月	永远

EHRA：欧洲心脏节律协会；AHA：美国心脏协会

Adapted from Sorajja et al., Consensus statement of the European Heart Rhythm Association (EHRA) and the American Heart Association (AHA) and the North American Society of Pacing and Electrophysiology[21,46,47]

对于有埋藏式心脏复律除颤器（ICD）的患者，设备放电是常有的事。对于有过室性心动过速/心室颤动的患者，5 年 ICD 放电发生率波动于 55%～70%。高达 30%的患者 ICD 放电时出现晕厥发作或者接近晕厥的发作[22]。然而，在一项使用心律失常药物对比埋藏式心脏复律除颤器（AVID）的试验研究中，没有机动车事故是在驾驶员接受 ICD 电击之前出现的[23]。

多重用药与驾驶

2/3 的 65 岁及以上老年人每天吃至少 5 种药物。精神药物（包括苯二氮䓬类及三环类抗抑郁药物）可以引起老年驾驶员的视物追踪及协调性受损，延长反应时间，并且增加需要住院治疗的机动车事故发生风险[24]。此外，抗癫痫药物、多巴胺药物、肌松药物、降糖药物、抗组胺药物及中枢作用肌松药物可以影响警觉水平，并引起机动车事故[25]。“Roadwise Rx”是由美国汽车驾驶安全协会基金会开发的一款免费在线工具[26]。临床医生（或者患者）可以在软件上输入药物名称，并且查询到这种药物是否影响驾驶。临床医生也应该定期回顾患者的用药以减少不必要的药物。Beers 清单、“START”（提醒医生修正治疗方案的筛查工具）和“STOPP”（老年人的处方筛查工具）对识别潜在不合理用药是有益的[27-28]。

视力损害与驾驶

对于安全驾驶，车辆在变化的灯光及不同的天气状况下行驶时，驾驶员应该有足够的中央视觉以看清道路信号、路边的物体、交通灯、道路标志、行人、和道路上的其他车辆。驾驶员也应该有足够的深度视觉和周边视觉以判断附近车辆与行人的距离、速度和运动轨迹，从而识别可能出现的危险。中央视觉可能受老年黄斑变性及白内障影响，而青光眼和卒中可以影响周边视力。白内障会影响夜视、眩光及对比灵敏度。

美国的驾照发证机关在驾照体检时仅使用视敏度进行筛查，并不评估周边视觉、视觉注意力、深度视觉和对比灵敏度。因此有关视觉测试的州法律与老年驾驶员低死亡率不相关[29]。临床医生应该基于诊断和潜在治疗给患者有关驾驶风险的建议。接受过白内障手术的驾驶员在术后 5 年时视敏度及自我报告的白天驾驶有所提高，尽管其夜间驾驶能力并无明显提高[30]。因此，应该建议患有白内障的驾驶员接受手术治疗以能够继续驾驶。

听力损害与驾驶

自我报告的中度听力损害，特别是右耳听力损害，与 50 岁及以上驾驶员中较高比例的机动车事故相关[31]。有双重感觉损害的驾驶员较仅有听觉或者视觉损害的驾驶员有更高的机动车事故发生风险[32]。此外，老年驾驶员的中至重度听力损害与视觉和听觉错误引起的驾驶能力不良有关[33]。

应该建议自我报告听力损害的老年人进行听力评估，并在驾驶汽车时减少干扰，在双耳中度听力受损时使用助听器。对于有严重听力损害或者同时伴有视力损害的患者，建议限制驾驶，并使用替代的交通方式。

矫形手术与驾驶

外伤或者近期上/下肢手术会影响驾驶员对于方向盘和刹车的控制。术后痛可能会分散驾驶员的注意力，并影响机动车的安全操作。使用模具、悬挂带、夹板、膝关节或者肘关节固定等也会影响人们驾驶机动车的能力。驾驶能力受损情况可通过驾驶时紧急制动所需时间来衡量。关于择期或者急诊矫形手术后多久可恢复驾驶的建议总结在表 6.3 中。

表 6.3 对进行矫形手术的人们的驾驶建议

矫形术	何时开始重新驾驶
膝关节镜检查［除外前交叉韧带（ACL)］	4 周
右侧 ACL 重建	4～6 周
左侧 ACL 重建	2 周
右侧全膝关节成形术	10 天至 8 周
右侧全髋关节成形术	6～8 周
右侧踝关节骨折	9 周
拇外翻手术	6 周
下肢主干骨折	开始负重训练 6 周后
神经根型椎间盘切除术	出院后
腰椎融合术	出院后

Adapted from Marecek et al[48] and Goodwin et al[49]

身体损伤与驾驶安全

广义的身体衰弱可表现为跌倒风险增加，可以作为驾驶能力损害的指标，因为驾驶和防止跌倒都需要高度的注意力和同时执行多重任务的能力。经生理学简况评估检测跌倒风险高的驾驶员相比跌倒风险低的驾驶员，在模拟驾驶评估中对紧急事件反应明显变慢（减慢 400 ms)[34]。

癫痫与驾驶

有癫痫病史的患者存在癫痫发作时驾驶能力丧失的风险，这会使驾驶员本人或他人受伤。然而，如果癫痫症状控制良好，这种风险相对很低。大多数研究显示有癫痫发作病史的驾驶员与患有其他慢性疾病的驾驶员相比，机动车事故风险并没有升高[35]。医生应该参照各州的规程管理癫痫发作的上报。

睡眠障碍与驾驶安全

睡眠障碍包括原发性失眠、阻塞性睡眠呼吸暂停（obstructive sleep apnea，OSA）和昼夜节律睡眠障碍，能够导致警觉性下降、驾驶时困倦增加及机动车事故风险升高[36-37]。驾驶的高危表现包括中至重度日间困倦、近期因为困倦引起或者差点引起机动车事故、疲倦和注意力不集中。对于非职业司机，鼓励其治疗阻塞性睡眠呼吸暂停（OSA）有助于降低疲劳驾驶的风险，推荐保证 70％以上的夜间每夜至少 4 h 的持续正压通气治疗（CPAP）[38]，同时应该建议限制驾驶直到症状有所改善。在没有机动车事故或者类似事件的情况下并没有令人信服的证据可以限制 OSA 患者驾驶。美国胸科学会临床实践指南不推荐 OSA 患者在驾驶时使用兴奋性药物以提高觉醒[39]。

建议职业驾驶员应该于在职期间接受 OSA 症状筛查，并且在必要时进行更深层次的评估。如果观察到驾驶员有过度的困倦、自我承认有过度的困倦或者发生了源于困倦的交通事故时，应该停止工作并进行评估[40]。

副驾驶员现象

副驾驶现象描述了照护者或驾驶员的同伴在驾驶员开车时坐在其旁边并且给予引导。这是发现高风险老年驾驶员的一个极其重要的警示。

评估

安全驾驶需要三种重要功能：视觉、认知、汽车/躯体感觉功能。美国医疗协会推荐使用驾驶相关技能评估（assessment of driving-related skills，ADReS）测试组合（见表 6.4），临床医生在诊室即可对驾驶员进行测试，以评估其在驾驶方面是否拥有已被证实对驾驶非常关键的能力[41]。我们应该认识到驾驶相关技能评估是一项重要的评估，但并不是机动车事故的预测因子。此外，Ott 等的研究提示 ADReS 的一些内容优于其他驾驶相关技能评估，特别是在诊室中进行的连线测验 B 部分、快速步行及活动范围测试与道路测试相关性最好[42]。

如果对患者的安全驾驶能力有所担心的话，临床医生可以将患者转诊给有资质的驾驶员康复专家（certified driver rehabilitation specialist，CDRS）进行驾驶评估。驾驶评估通常包括驾驶员对交通信号及法规的知晓评估、认知评估、模拟测试，如果认为合适的话最后进行道路驾驶评估。当地驾驶员康复专家相关信息可以在驾驶员康复专家联盟网站（ADED）获得。

表 6.4　办公室进行的驾驶相关技能评估（ADReS）

驾驶相关技能评估（ADReS）组成部分	
视野	运动强度
视敏度	连线测试 B 部分
快速步行	画钟试验
活动范围	

信息来源网址：
http://www.nhtsa.gov/people/injury/olddrive/OlderDriversBook/pages/ADReSscore.html

一般而言，医疗保险与其他个人保险并不覆盖驾驶服务。基于医疗保险或个人保险提供的服务及覆盖面，驾驶评估和康复的花费是完全自费的，价格波动在 100 美元至 500 多美元，并且州与州之间不同。

临床诊疗中怎样提出进行老年人驾驶评估和禁止驾驶的话题

鉴于担心可能被禁止驾驶从而失去独立性，许多老年人在谈论到驾驶的时候会在心理上有所抗拒。因此，最好以平和的方式来直接讨论这个话题，重点强调你对患者安全的担心以及你对确保患者尽可能长期安全驾驶的努力。谈话时，有一名家属或者患者的朋友在场是很有帮助的。告知患者内科医生或职业治疗师并没有权利剥夺驾驶员的驾照也有助于让他们放心。当然医生应该告知患者，他们有责任将可能会影响安全驾驶的身体状况上报给机动车辆部门（DMV）。

对于很多患者而言，禁止驾驶可能并不是可以立即达到的目标，在密切随访的一段时间内，关注于如何可以安全驾驶就足够了，例如不在夜间驾驶、只在熟悉的地方驾驶。当临床医生感觉老年驾驶员接近需要“交出钥匙”时，应该强调讨论驾驶权的重要性、患者的安全及他人的安全等方面。美国医学会建议给这些驾驶员一个语言处方“为了你和他人的健康，请不要驾车。”与患者及其家属关注并找到那些可以使他们与外界保持联系的其他方法，可降低老年人被禁止驾驶所产生的焦虑及抑郁情绪。

上报不安全驾驶员

如果临床医生认为患者的身体状况可能影响安全驾驶，并且可能置患者或他人的生命于危险之中，临床医生应该根据本州的强制报告法律及医疗实践标准，报告给当地的机动车辆部门。临床医生应该确保只上报所需最低限度的信息以维护患者的隐私。

禁止驾驶后的随访

禁止驾驶可以导致老年人整体健康状况下降，并且增加这些有多年驾龄的老人抑郁的发生[43-45]。因此对于患者禁止驾驶后的随访极其重要，应确保他们有合适的替代交通工具供选择，使老人可以借用这些工具进行社交、生活自理及满足日常需要。

关键点

1. 安全驾驶需要三个关键功能：视觉、认知、运动/躯体感觉功能。
2. 目前，美国的发证机关仅依据视觉的视敏度进行驾照授予的视觉筛查，而不评估周边视觉、视觉注意力、深度视觉和对比灵敏度。
3. 痴呆的诊断不足以预测一个人安全驾驶的能力。
4. 对患痴呆的驾驶员而言，没有证据支持或者反对干预措施有益于康复。
5. 在评估药物时，“Roadwise Rx”是由美国汽车驾驶安全协会基金会开发的一款免费在线工具[26]。临床医生（或者患者）可以在软件上输入药物名称，并且查询到这种药物是否影响驾驶。
6. 自我报告的中度听力损害，特别是右耳听力损害，与50岁及以上驾驶员中较高比例的机动车事故相关。
7. 副驾驶现象描述了照护者或驾驶员的同伴在驾驶员开车时坐在其旁边并且给予引导。这是发现高风险老年驾驶员的一个极其重要的警示。
8. 如果临床医生认为患者的身体状况可能影响安全驾驶，应该根据本州的强制报告法律及医疗实践标准上报。

参考文献

1. Williams AF. Teenage drivers: patterns of risk. J Safety Res. 2003;34(1):5–15.
2. Marshall S, Demmings EM, Woolnough A, Salim D, Man-Son-Hing M. Determining fitness to drive in older persons: a survey of medical and surgical specialists. Can Geriatr J. 2012;15(4):101–19.
3. Rizzo M, McGehee DV, Dawson JD, Anderson SN. Simulated car crashes at intersections in drivers with Alzheimer disease. Alzheimer Dis Assoc Disord. 2001;15(1):10–20.
4. Dawson JD, Anderson SW, Uc EY, Dastrup E, Rizzo M. Predictors of driving safety in early Alzheimer disease. Neurology. 2009;72(6):521–7.
5. Griffith HR, Okonkwo OC, Stewart CC, Stoeckel LE, Hollander JA, Elgin JM, et al. Lower hippocampal volume predicts decrements in lane control among drivers with amnestic mild cognitive impairment. J Geriatr Psychiatry Neurol. 2013;26(4):259–66.
6. de Simone V, Kaplan L, Patronas N, Wassermann EM, Grafman J. Driving abilities in frontotemporal dementia patients. Dement Geriatr Cogn Disord. 2007;23(1):1–7.

7. Marcotte TD, Lazzaretto D, Scott JC, Roberts E, Woods SP, Letendre S, et al. Visual attention deficits are associated with driving accidents in cognitively-impaired HIV-infected individuals. J Clin Exp Neuropsychol. 2006;28(1):13–28.
8. Marcotte TD, Wolfson T, Rosenthal TJ, Heaton RK, Gonzalez R, Ellis RJ, et al. A multimodal assessment of driving performance in HIV infection. Neurology. 2004;63(8):1417–22.
9. Iverson DJ, Gronseth GS, Reger MA, Classen S, Dubinsky RM, Rizzo M, et al. Practice parameter update: evaluation and management of driving risk in dementia: report of the Quality Standards Subcommittee of the American Academy of Neurology. Neurology. 2010;74(16):1316–24.
10. Morris JC. The Clinical Dementia Rating (CDR): current version and scoring rules. Neurology. 1993;43(11):2412–4.
11. Stutts JC, Stewart JR, Martell C. Cognitive test performance and crash risk in an older driver population. Accid Anal Prev. 1998;30(3):337–46.
12. Ball KK, Roenker DL, Wadley VG, Edwards JD, Roth DL, McGwin G, et al. Can high-risk older drivers be identified through performance-based measures in a department of motor vehicles setting? J Am Geriatr Soc. 2006;54(1):77–84.
13. Wood JM, Worringham C, Kerr G, Mallon K, Silburn P. Quantitative assessment of driving performance in Parkinson's disease. J Neurol Neurosurg Psychiatry. 2005;76(2):176–80.
14. Devos H, Vandenberghe W, Tant M, Akinwuntan AE, De Weerdt W, Nieuwboer A, et al. Driving and off-road impairments underlying failure on road testing in Parkinson's disease. Mov Disord. 2013;28(14):1949–56.
15. Uc EY, Rizzo M, Anderson SW, Dastrup E, Sparks JD, Dawson JD. Driving under low-contrast visibility conditions in Parkinson disease. Neurology. 2009;73(14):1103–10.
16. Crizzle AM, Classen S, Uc EY. Parkinson disease and driving: an evidence-based review. Neurology. 2012;79(20):2067–74.
17. Classen S. Consensus statements on driving in people with Parkinson's disease. Occup Ther Health Care. 2014;28(2):140–7.
18. Petch MC. Driving and heart disease. Eur Heart J. 1998;19(8):1165–77.
19. Sorajja D, Nesbitt GC, Hodge DO, Low PA, Hammill SC, Gersh BJ, et al. Syncope while driving clinical characteristics, causes, and prognosis. Circulation. 2009;120(11):928–34.
20. Blitzer ML, Saliba BC, Ghantous AE, Marieb MA, Schoenfeld MH. Causes of impaired consciousness while driving a motorized vehicle. Am J Cardiol. 2003;91(11):1373–4.
21. Sorajja D, Shen WK. Driving guidelines and restrictions in patients with a history of cardiac arrhythmias, syncope, or implantable devices. Curr Treat Options Cardiovasc Med. 2010;12(5):443–56.
22. Freedberg NA, Hill JN, Fogel RI, Prystowsky EN, Group C. Recurrence of symptomatic ventricular arrhythmias in patients with implantable cardioverter defibrillator after the first device therapy: implications for antiarrhythmic therapy and driving restrictions. CARE Group. J Am Coll Cardiol. 2001;37(7):1910–5.
23. Akiyama T, Powell JL, Mitchell LB, Ehlert FA, Baessler C. Antiarrhythmics versus implantable defibrillators I. Resumption of driving after life-threatening ventricular tachyarrhythmia. N Engl J Med. 2001;345(6):391–7.
24. Meuleners LB, Duke J, Lee AH, Palamara P, Hildebrand J, Ng JQ. Psychoactive medications and crash involvement requiring hospitalization for older drivers: a population-based study. J Am Geriatr Soc. 2011;59(9):1575–80.
25. Orriols L, Delorme B, Gadegbeku B, Tricotel A, Contrand B, Laumon B, et al. Prescription medicines and the risk of road traffic crashes: a French registry-based study. PLoS Med. 2010;7(11):e1000366.
26. Association AA. Roadwise RX. www.roadwiserx.com. Cited 28 April 2015.
27. American Geriatrics Society Beers Criteria Update Expert P. American Geriatrics Society updated Beers Criteria for potentially inappropriate medication use in older adults. J Am Geriatr Soc. 2012;60(4):616–31.

28. Gallagher P, Ryan C, Byrne S, Kennedy J, O'Mahony D. STOPP (Screening Tool of Older Person's Prescriptions) and START (Screening Tool to Alert doctors to Right Treatment). Consensus validation. Int J Clin Pharmacol Ther. 2008;46(2):72–83.
29. Grabowski DC, Campbell CM, Morrisey MA. Elderly licensure laws and motor vehicle fatalities. JAMA. 2004;291(23):2840–6.
30. Monestam E, Lundquist B, Wachtmeister L. Visual function and car driving: longitudinal results 5 years after cataract surgery in a population. Br J Ophthalmol. 2005;89(4):459–63.
31. Ivers RQ, Mitchell P, Cumming RG. Sensory impairment and driving: the Blue Mountains Eye Study. Am J Public Health. 1999;89(1):85–7.
32. Green KA, McGwin Jr G, Owsley C. Associations between visual, hearing, and dual sensory impairments and history of motor vehicle collision involvement of older drivers. J Am Geriatr Soc. 2013;61(2):252–7.
33. Hickson L, Wood J, Chaparro A, Lacherez P, Marszalek R. Hearing impairment affects older people's ability to drive in the presence of distracters. J Am Geriatr Soc. 2010;58(6): 1097–103.
34. Gaspar JG, Neider MB, Kramer AF. Falls risk and simulated driving performance in older adults. J Aging Res. 2013;2013:356948.
35. Waller JA. Chronic medical conditions and traffic safety: review of the California experience. N Engl J Med. 1965;273(26):1413–20.
36. Arita A, Sasanabe R, Hasegawa R, Nomura A, Hori R, Mano M, et al. Risk factors for automobile accidents caused by falling asleep while driving in obstructive sleep apnea syndrome. Sleep Breath. 2015;19:1229–34.
37. Barger LK, Rajaratnam SM, Wang W, O'Brien CS, Sullivan JP, Qadri S, et al. Common sleep disorders increase risk of motor vehicle crashes and adverse health outcomes in firefighters. J Clin Sleep Med. 2015;11:233–40.
38. Ayas N, Skomro R, Blackman A, Curren K, Fitzpatrick M, Fleetham J, et al. Obstructive sleep apnea and driving: a Canadian Thoracic Society and Canadian Sleep Society position paper. Can Respir J. 2014;21(2):114–23.
39. Strohl KP, Brown DB, Collop N, George C, Grunstein R, Han F, et al. An official American Thoracic Society Clinical Practice Guideline: sleep apnea, sleepiness, and driving risk in noncommercial drivers. An update of a 1994 Statement. Am J Respir Crit Care Med. 2013;187(11):1259–66.
40. Hartenbaum N, Collop N, Rosen IM, Phillips B, George CF, Rowley JA, et al. Sleep apnea and commercial motor vehicle operators: statement from the joint task force of the American College of Chest Physicians, the American College of Occupational and Environmental Medicine, and the National Sleep Foundation. Chest. 2006;130(3):902–5.
41. Association AM. ADReS. http://www.nhtsa.gov/people/injury/olddrive/OlderDriversBook/pages/Contents.html. Cited 28 April 2015.
42. Ott BR, Davis JD, Papandonatos GD, Hewitt S, Festa EK, Heindel WC, et al. Assessment of driving-related skills prediction of unsafe driving in older adults in the office setting. J Am Geriatr Soc. 2013;61(7):1164–9.
43. Marottoli RA, Mendes de Leon CF, Glass TA, Williams CS, Cooney Jr LM, Berkman LF, et al. Driving cessation and increased depressive symptoms: prospective evidence from the New Haven EPESE. Established Populations for Epidemiologic Studies of the Elderly. J Am Geriatr Soc. 1997;45(2):202–6.
44. Ragland DR, Satariano WA, MacLeod KE. Driving cessation and increased depressive symptoms. J Gerontol A Biol Sci Med Sci. 2005;60(3):399–403.
45. Edwards JD, Lunsman M, Perkins M, Rebok GW, Roth DL. Driving cessation and health trajectories in older adults. J Gerontol A Biol Sci Med Sci. 2009;64(12):1290–5.
46. Task force members, Vijgen J, Botto G, Camm J, Hoijer CJ, Jung W, et al. Consensus statement of the European Heart Rhythm Association: updated recommendations for driving by patients with implantable cardioverter defibrillators. Europace. 2009;11(8):1097–107.

47. Epstein AE, Baessler CA, Curtis AB, Estes 3rd NA, Gersh BJ, Grubb B, et al. Addendum to "Personal and public safety issues related to arrhythmias that may affect consciousness: implications for regulation and physician recommendations: a medical/scientific statement from the American Heart Association and the North American Society of Pacing and Electrophysiology": public safety issues in patients with implantable defibrillators: a scientific statement from the American Heart Association and the Heart Rhythm Society. Circulation. 2007;115(9):1170–6.
48. Marecek GS, Schafer MF. Driving after orthopaedic surgery. J Am Acad Orthop Surg. 2013;21(11):696–706.
49. Goodwin D, Baecher N, Pitta M, Letzelter J, Marcel J, Argintar E. Driving after orthopedic surgery. Orthopedics. 2013;36(6):469–74.

上门访视：老年患者家庭治疗 7

Linda V. DeCherrie，Melissa Dattalo，Ming Jang，Rachel K. Miller
（姜 娟 赵晨昭 译 褚 琳 校）

上门访视的重要性

在第二次世界大战之前，医生上门访视是美国和欧洲医疗保健体系的主要模式。几乎所有医生所使用的常规工具都可以轻易地带到床旁。另外，医生有着更便利的交通条件，以便于对患者进行上门访视[1]。在 1930 年，30％的诊疗过程是在患者家中进行的，到 1950 年这个比例降至 10％，而到 1980 年已不足 1％[2-3]。与美国相比，欧洲上门访视规模持续发展。举例来说，在英国，一般医生进行上门访视的次数是美国的 10 倍，对 85 岁以上患者上门访视的次数是美国的 100 倍[4-5]。

在第二次世界大战之后，医生的上门访视看起来不受青睐[6]。许多因素影响着医疗保健服务体系的变化。首先，技术的进步——例如 X 线技术的发展——经常需要患者前往医院或诊所才能得到诊断和治疗。另外，医生专科化的兴起以及支付系统的改变都对美国上门访视的数量带来了影响。

在美国经常进行上门访视的医生多为全科医生[6]。为此，他们必须通过"在职培训"来逐步掌握必需的技能；在医学院或者住院医师培训期间，很少有医生会接受上门访视这方面的培训。在 20 世纪 90 年代，每 123 所医学院校中，只有 66 所医学院校会对学生进行 1 h 以上的家庭护理培训，实际家庭访视培训甚至更少[7]。

这一现状必须得到改善，最近在医生报偿方面的改善显示了政府对此的支持。在美国，有 40 万～200 万的居家人员，以及 110 万半居家人员[8]。在 1998 年，医疗保险为上门访视建立了新的账单支付形式，并且增加了 50％的上门访视补贴金额。在 2001 年，对养老机构辅助生活区上门访视的补贴似乎又有增加。虽然上门访视的数量在持续缓慢地增长，但花费仍然少于门诊费用的 1％[9]。

于是问题逐渐浮现出来：为什么上门访视的规模不能扩大得更快一些？对于适合的患者来讲，上门访视有着很多的优点。患者、家属、提供访视的医生以及支付系统都可以从上门访视中获得收益。对于一些衰弱、转运困难或者临终状态的患者，到医生的诊室就诊极其费力。对于痴呆或者有精神障碍的患者，离家出门有可能引发行为异常或妄想症[6]。而与医生的现场交流可使家属和护理人员可以更好地融入到护理计划中。

通过上门访视，医生也可以提高他们的医疗质量。在家中，医生可以更深入地观察到与患者跌倒、体重下降以及漏诊相关的医疗问题。技术上的限制已不复存在。如今，几乎所有可以在社区诊室进行的操作都可以在家中进行。医生可以借助笔记本电脑或者平板电脑来查看医疗记录，与此同时，脉搏、超声、X线检查以及实验检查均可以在家中操作。

在当今医疗花费不断增加的时代，上门访视在财政方面产生了良好的经济效益。在医疗保健体系中，长期卧床的患者往往是耗费最高的人。通过在家中进行医疗服务，可以降低这笔费用。最近，第一年的独立家庭医疗保险示范数据显示，其为国家老年人医疗保险制度节约了2 500万美元，平均每个受益人可节约3 000美元[10]。

谁可以参与上门访视？

任何一名具有医师执业资格的全科医生均可提供上门访视，即使其专业不属于以家庭为基础的初级医疗保健体系的范畴。一次上门访视可以作为综合评估患者情况的一部分，或者以时间为基准纵向来看，可作为以家庭为基础的初级医疗保健体系实践的一部分。

目前普遍存在误解认为，患者申请接受上门访视，必须满足国家老年人医疗保险制度所定义的“不宜外出”的标准。虽然长期居家无法外出的个体，占据了以家庭为基础的初级保健患者平台的绝大部分，很多情况下经常门诊就诊的患者也可以从上门访视中获益。上门访视也许是评估家庭环境、评估护理人员的功能、通过面对面的交流核实家庭健康服务的适宜性、在家庭会议中协商临床诊疗决策或者只是满足患者或者护理人员要求的一种恰当手段[11]。

如果患者满足了国家老年人医疗保险制度所定义的“不宜外出状态”中的两条标准，也许就有资格接受持续的上门访视或者以家庭为基础的初级医疗保健。即使患者出门寻求医疗保健，或者离家是由于“不常发生的”或“短暂的”其他原因，比如参加宗教仪式，同样可以完全满足“不宜外出状态”的标准[12]。

访视医生能够从上门访视中获得医疗补助相关的服务费用，只要他们能够证明为什么这次诊疗是需要在家中进行而不是在诊室。另外，在家中（99341-99345）或者居家/养老机构辅助生活区（99324-99328）居住的新患者证明文件，以及已确认的在家中（99347-99350）或者居家/养老机构辅助生活区（99334-99337）居住的患者证明文件，与到诊室进行评估和诊治的证明文件是相似的[11]。在诊疗过程复杂性相似的情况下，在家或者居家/养老机构辅助生活区上门访视的医疗补助要比门诊就诊的补助略高，但是一天之中完成的上门访视的数量是有限的。每日上门访视完成数量有限的原因很有可能是出行时间的限制造成的。

准备上门访视

几乎所有可以提供给诊所患者的常规评估和诊断服务同样也适用于进行上门访视的患者。医生应当携带便携式设备来评估重要的生命体征，包括手动血压计、听诊器、血氧仪、温度计以及秒表。大量的上门访视过程经常需要配备上门访视配套工具包，包括手部消毒剂、手套、伤口护理用品、采血设备、锐器盒、无菌标本杯、血糖仪、压舌板、耳镜、挖耳勺去除耳垢、润滑油和粪便潜血试纸（表 7.1）[11]。除此之外，医生还可能会带来疫苗或者操作所需的任何其他设备（如关节腔抽吸/注射），甚至有便携式的心电图、超声心动图、超声波等设备。以社区为基础的公司能够提供家中放射线检查服务，包括胸部 X 线检查。

表 7.1　基本的上门访视所需品

上门访视医生需要使用的基本医疗用品
1. 医疗设备
听诊器
耳镜
检眼镜
压舌板
血压计
温度计
无菌手套，手部消毒剂，医用防护面罩
2. 采血/操作/微型设备
纱布、11 号和 10 号手术刀、医用胶带、无菌条、碘、伤口包扎带、乙醇棉片、创可贴、弯盘
4 型蝴蝶型留置针导管，抽血管及配套的试管架，以及贴于患者采血管上的标签
快速病毒拭子，病毒培养基
血培养瓶，尿试纸条，培养瓶
18、20、22 号针头
5、10、25 ml 注射器

续表

3. 药物
利多卡因
注射用甲泼尼龙琥珀酸钠（或其他任何类固醇液体）
对乙酰氨基酚滴剂（泰诺林）、阿司匹林、可乐定、特效抗生素
无菌生理盐水
4. 文件
操作知情同意书
进一步的指令文件
生命延续治疗医嘱单（POLST）/维持生命治疗医嘱单（MOLST）

实验室和影像资源

在有些地区，静脉采血服务或者家庭护理使家中进行血液检测工作成为可能。一些提供上门访视的社区医院对其医生进行基础的抽血培训，但这一措施不是强制性的。通过将上门访视和采血工作一起进行，最大限度地减少了资源使用。

临床医生同时也需要了解当地的移动影像资源。通常来讲，提供上门访视的社区医院会与移动影像公司签订合同来提供这些服务，包括X线、超声波检查、心电图检查，并且在有些地区，还包括动态心电图监测、超声心动图检查、骨密度扫描和睡眠监测。影像学如CT扫描、MRI和PET扫描目前仍需要在放射间进行。一些基本检查的结果，如心电图检查和X线检查，可能会由家庭临床医生来解读，但是对于更高级的影像学结果，应考虑让已签约的放射学或心脏病学小组来解读。对于更加频繁的血液学检查，例如INR（国际标准化比值）检测，利用上门访视的护理机构或是投资在医疗站点的INR机器来解读都是合理的。

随着智能手机的出现，技术的进步可以减轻依赖移动影像公司所造成的财政负担。虽然这些移动资源有着不可或缺的价值，也许它会花费几个小时，甚至有可能一天的时间来完成病情检查所需要的工作——这并不包括专家查阅数据所需的时间。随着时间的推移，智能手机和无线网络技术变得越来越精密了。这些设备包括智能手机心电图、耳镜、超声探头和血糖仪。

除了检查和实验室设备以外，医生必须考虑到他们需要什么样的设备来备案、记录处方和文档。文档记录可以通过便携式听写设备来完成，或者如果网络允许的话，可以通过笔记本电脑或平板电脑来完成。在进行上门访视期间，即便医生使用便携式笔记本电脑和电子病案，他们也必须准备好在没有网络的条件下访视能够正常进行。这就需要医生携带纸质版处方本、社区资源提供的患者宣传手册、印有诊所电话的参考卡片、临床评估工具（如简易精神状态量表）以及药理学参考书或者带有临床参考软件的智能手机。

上门访视的安全注意事项

当准备进行一次上门访视时，必须要做好安全预防措施。家庭健康服务工作者的职业风险包括了开车时的交通风险、生物性危害、乳胶过敏、患者的搬运、有害的动物以及不卫生或危险的情况[13]。对于全职家庭健康护理工作人员来讲，受到来自人或动物的非致死性攻击的比率是全国平均水平的2倍，并且遭遇机动车事故伤害的发生率是医院职工的10倍[13]。基本的安全预防措施包括保证所携带的设备和个人物品必须锁在汽车的后备箱中，等待房屋主人控制好其所有宠物后再进门，结伴进行上门访视，携带一部手机以供应急通信，保证让同事实时了解你的行踪，并且如果你感到不适可以随时准备离开。

另外，对于患者本身来讲，上门访视有着其独特的安全隐患。便携式设备应该配备好，例如能保证手卫生的手部消毒剂、标准预防所需的个人防护设备以及用以放置废弃针头和其他尖锐器械的生物危害物品容器。另外，害虫可能出现在不卫生的条件下，并可能对设备造成污染。医生必须做好面对所有情况的准备。

进行上门访视并在家中完成评估工作

全面评估通常需要在诊室完成，但是上门访视可以为其提供更多机会。美国医学协会家庭护理咨询小组为家庭模式就诊提供了具体的评估指南：功能、感觉、认知、社会心理、营养、药物使用、护理人员、环境、社区和财务评估[14]。在家中进行访视也可以促进一些关于进一步护理计划或为临终患者提供临终关怀过渡的讨论。事实上，上门访视与临终关怀医院转诊量的增长、急诊科就诊量的下降以及住院治疗量的下降有着密切的联系[6]。

上门访视的特点之一就是在患者平常生活的环境下评估其功能状态。上门访视的提供者可以实际观察患者完成基本的日常生活活动能力（ADL），而不是仅仅通过询问得知。ADL包括了走动、洗澡（例如可以观察患者进出浴缸的过程）、上厕所、穿衣、吃饭、转移情况（例如从床上转移到轮椅上）以及大小便的自控能力。上门访视同时也为药物治疗调整及药物使用的评估提供了独特的机会。患者或照护者能演示他们从药瓶取药到完成吃药的整个药物管理过程。除了用药管理以外，其他重要的工具性日常生活活动能力（iADL）的评估，包括使用电话、安排交通出行、做家务、购物以及处理资产问题[14]等活动。

关于认知功能和决策能力的评估同样也是上门访视的重要组成部分。记忆障碍、老年痴呆和神经精神症状（如抑郁、精神错乱、焦躁不安）在上门访视的患者中是很常见的[6]。因为很多要求上门访视的患者的主要目标是能够在家中持续独立生活，所以医生必须不断地进行以下评估：①继续待在家中的风险和益处；②家中可获得足够的帮助；③任何自我忽视的迹象[6]。临床工具如援助能力评估，可以指导对患者决策能力的评估[15]。

上门访视也可以在患者的生活环境和支持网络中提供一个关键的窗口。进行上门访视的医生可以经常很好地协调非专业的照护者以及其他家庭护理服务人员[6]。照护者的压力在家中也许会表现得更加明显，并且个人护理技术能够在真实的环境中得到展示。上门访视能够观察到患者与照护者之间的互动以及他们平常的生活环境。举例来说，一个家庭照护者可能会注意到由于房间太过杂乱，患者的助行器无法在走廊里使用。因此，在家中她可能会依靠扶着家具或者堆积在大厅中的盒子来支撑自己行走，以此来代替她的助行器。除了环境可能引发的跌倒危险，在上门访视时也可以确认其他的家庭安全隐患，包括食品供应不足、自来水缺乏、温度不适宜以及啮齿类动物或昆虫的侵扰。在患者的家庭生活环境中诊治患者可以为观察他们的日常生活、实际环境和社会支持网络提供独特的视角。

管理家庭护理转诊/合作关系

参与上门访视的临床医生也应该擅长利用和管理可利用的社区资源。首先，熟悉可利用的资源是一个关键的步骤：

1. 地区老人机构：在美国的大多数州有相关的地区老人机构，该机构可以提供宝贵的家庭资源，包括从家庭健康助理到膳食计划的个案管理、就诊所需的交通安排以及居家维修。

2. 访视护士协会：当地也会有访视护士协会为患者提供专业的护理工作（例如伤口护理、输液、血压监测、居家安全评估）。他们也能够实施转诊治疗。

3. 物理疗法与职业疗法：某些物理疗法与职业疗法组织具备从事上门访视评估和治疗的条件。牢记职业治疗师也有能力进行居家安全评估这一点是很有用的。

4. 社会服务网络同样也是可以利用的资源，并且可以随特定领域而发生变化。

(a) 在费城郊区老年人网络是一个很好的社区服务网络案例。

5. 成人日托服务和家庭计划：这些机构是一个绝佳的选择，它们能够为功能性依赖、慢性疾病和（或）认知功能受损的成年人提供日间看护。这极大地减轻了护理人员的负担。

6. 专家来访：根据所在地区，某些来访的专家也可以进行上门访视。这项服务可能包括了牙科治疗、验光检查、足部医疗以及心理治疗。

每个方案都有相应的资格要求和待选名单，因此为了保证实施过程的顺利，提早进行上门访视申请很有必要。

家庭保健治疗根植于社区，与关键的资源机构保持紧密联系是使双方互惠的基础。这种直接的联系可以通过电话和发送邮件来完成，不仅可以降低保健体系的风险，也可以使得在不同机构工作、访视同一患者的医生之间进行良好的交流，同时也可以充当负责居家患者全部保健工作的初级家庭保健医生的耳目。

关键点

1. 任何一名正在执业的医生均可进行上门访视，即使其专业不属于以家庭为基础的初级医疗保健体系的范畴。
2. 如果一个患者符合国家老年人医疗保险制度所定义的“不宜外出状态”中的两条标准，其就有资格享受持续的上门访视或者以家庭为基础的初级医疗保健。即使患者离开家去寻求医疗诊治或者离家是由于“不常发生的”或“短暂的”的其他原因，例如参加宗教仪式，患者也是满足“不宜外出状态”的标准。
3. 医生能够从上门访视中获得医疗补助相关的服务费用，只要他们能够证明为什么这次诊疗是需要在家中进行而不是在诊室。
4. 上门访视所需提供的文件与诊室就诊所需的文件是相似的，但是在诊疗过程复杂性相似的情况下，上门访视的医疗补助高于门诊就诊。
5. 几乎所有可以用于诊所患者的典型评估和诊断服务同时也适用于上门访视的患者。
6. 全面评估通常需要在诊室完成，但是上门访视可以为其提供更多机会。
7. 家庭护理临床医生也应该擅长利用和管理可获得的社区资源，以满足患者的需求。

参考文献

1. DeCherrie LV, Soriano T, Hayashi J. Home-based primary care: a needed primary-care model for vulnerable populations. Mt Sinai J Med. 2012;79:425–32.
2. Star P. The social transformation of American medicine. New York: Basic Books; 1982. p. 359.
3. Driscoll CE. Is there a doctor in the house? Am Academy Home Care Physicians News. 1991;3:7–8.
4. Meyer GS, Gibbons RV. House calls to the elderly- a vanishing practice among physicians. N Engl J Med. 1997;337:1815–20.
5. Aylin P, Majeed FA, Cook DG, et al. Home visiting by general practitioners in England and Wales. BMJ. 1996;313:207–10.
6. Kao H, Conant R, Soriano T, McCormick W. The past, present and future of house calls. Clin Geriatr Med. 2009;25(1):19–34.
7. Steel RK, Muliner M, Boling PA. Medical schools and home care. N Engl J Med. 1994;331:1098–9.
8. Ornstein KA, Leff B, Kovinsky KE, et al. Epidemiology of the homebound population in the US. JAMA Intern Med. 2015;175(7):1180–6.
9. Leff B, Burton JR. The future history of home care and physician house calls in the United States. J Gerontol. 2001;56A:M603–8.
10. CMS Press Release June 18, 2015: Affordable Care Act payment model saves more than $25 million in first performance year. https://www.cms.gov/Newsroom/MediaReleaseDatabase/Press-releases/2015-Press-releases-items/2015-06-18.html.
11. Unwin BK, Tatum PE. House calls. Am Fam Physician. 2011;83(8):925–31.
12. CMS Manual System. Pub 100-02 Medicare Benefit Policy: Transmittal 192. Change Request 8818. Department of Health & Human Services (DHHS). Centers for Medicare & Medicaid Services (CMS). 21 Aug 2014. http://www.cms.gov/Regulations-and-Guidance/Guidance/Transmittals/downloads/R192BP.pdf. Accessed 19 July 2015.
13. Occupational Safety & Health Administration. Safety and health topics: home healthcare. https://www.osha.gov/SLTC/home_healthcare. Accessed 19 July 2015.
14. American Medical Association Home Care Advisory Panel. Guidelines for the medical management of the home-care patient. Arch Fam Med. 1993;2:194–206.
15. Etchells E. Community tools: Aid to Capacity Evaluation (ACE). University of Toronto Joint Centre for Bioethics. http://www.jcb.utoronto.ca/tools/ace_download.shtml. Accessed 20 July 2015.

原居安老：老年人照护者的选择和支持

8

Jennifer Fernandez，Jennifer Reckrey，Lee Ann Lindquist
（宝 辉 王楠 译 郑蓉 校）

65 岁及 65 岁以上的老年人口数量正迅速增长，其中约 30%有功能或认知障碍[1-3]，30%有活动能力受限[4]，20%有慢性残疾[5]。这些障碍和残疾常表现为难以独立完成日常生活活动（ADL）（进食、移动、转移、如厕、穿衣、梳妆和洗澡）和工具性日常生活活动能力（iADL）（烹饪、清洁、洗衣、电话购物、交通和服药）受限。面对这些限制，他们更愿意尽量多待在家里，一些老人还会寻找来自家庭、朋友、雇佣照护者的帮助[6]。

大多数研究文献将照护者分为“正式”或“非正式”两种。“非正式”照护者是指那些为老年人、慢病或失能成年人提供一系列帮助的亲戚、配偶、朋友或有重要个人关系的邻居[7]。非正式照护者也被称为家庭照护者或无偿照护者，在本章我们用此称谓。家庭照护者常指家庭成员或朋友，自愿提供个体所需 ADL 和 iADL 的帮助。虽然有一些国家项目为这些家庭成员或朋友提供资金，然而大多数无偿照护者仍然收不到所提供照顾的补助。这些无偿照护者可能是主要或次要照护者，可能和受照护者一起居住或分开居住。“正式”照护者是与正规服务体系相关的照护者[7]，通常被称为“有偿”照护者，在本章我们用此称谓。有偿照护者提供个体所需的居家或户外的 ADL 和 iADL 帮助。有偿照护者也称为家庭护理助手、个人护理员、个人护理助理、直接护理员、私人责任服务员、个人同伴、保姆或者家庭保健员[8]。与注册护士助理和护士不同的是，有偿照护者未接受标准化的患者护理培训。

作为日益增长的老年人群的初级保健提供者们，在工作中经常会遇到有偿照护者以及家庭照护者。本章的目的是：

1. 回顾家庭照护者和有偿照护者的关键背景信息，以帮助照护者更好地理解自己的作用以及可能面临的挑战。

2. 讨论家庭护理的益处。

3. 讨论照护者的压力和家庭照护的负担，回顾照护者压力的筛查方法，并讨论如何处理这些初级保健中的问题。

4. 列举照护者资源。

5. 讨论雇佣有偿照护者的注意事项。

6. 回顾聘用有偿照护者的最佳方法。

家庭照护者

背景

有超过3400万家庭照护者在照顾生病或失能的成年人[9]。家庭照护者多是46～49岁之间的女性，大多数照顾亲戚（85%），约10%照顾配偶[10]。很多照护者已经持续照顾达4年之久[10]。约半数的受照护者住在自己家里（48%）。但是随着照顾时间的延长，受照护者和照护者一起居住的可能性也在增加[10]。

家庭照护者平均每周花24.4 h提供照顾，当被问及受照护人需要照顾的主要原因时，最多的回答是“年龄大”（14%）、痴呆（8%）及手术或外伤（8%）[10]。受照护人需要照顾的其他常见情况包括癌症（7%）、活动能力问题（7%）、精神或情绪健康问题（5%）[10]。据估算社会上老年人和失能人群所需长期照顾的90%是由家庭照护者提供的[11]。虽然大部分家庭照护者帮助患者的日常生活活动（ADL）和工具性日常生活活动（iADL），但最近的研究表明，这些大多数并非医疗护理的人员在越来越多地执行护士的任务，如注射、管饲、导管及结肠造口护理等[12]。一项研究显示，14%的家庭照护者觉得这些操作有难度，42%的家庭照护者在没有任何规范训练和准备的情况下进行这些操作[12]。

我们经常考虑有偿照护者的直接花费，其实家庭照护者的经济负担也很大。据估算2007年使用有偿服务代替家庭照护者提供护理需要花费3750亿美元。这高于2006年估算的3500亿美元[9,13]。然而家庭照护者提供照顾也需要一笔支出。据报道2007年家庭照护者们平均垫付了5531美元[9]，大约有37%的50岁或50岁以上照护者减少了工作时间，甚至放弃了工作[13]。

照护者负担和照护的益处

照顾失能亲人的负担影响着照护者的情绪及躯体健康、经济状况。照护者负担被定义为一种对因照顾患者而产生的负面评价和压力的多维反应[14]，经常表现为心理疾病（抑郁、焦虑）或者身体健康问题（免疫应答受损、危害健康的行为）。照护者频繁地感到抑郁，表现不适当的应对措施，表达对自己低质量生活的担心[15-17]。与非照护者相比，他们也主诉更多的身体和心理症状，更频繁地使用处方药和医疗保健服务[17-19]。有证据表明与照顾其他亲属或非亲属的人相比，照顾近亲属（配偶或父母）的人精神压力更大[10]，成为主要照护者是照护者死亡率增加的独立危险因素[20]。

照护者负担对照护者产生很多社会和经济影响。它可能导致失业和就业减少[21]、儿童照顾质量下降[22-23]及夫妻冲突[24]。据报告，1/5 的照护者有经济负担/压力，有记录表明共同居住的照护者有经济压力的比例更大[10]。照护者负担与住院、有偿家庭照护和疗养院安置相关，也可能会影响受照顾的患者。

对主要照护者来说，知道“三明治一代”可能是非常重要的，它指既要抚养尚未独立的孩子，还要照顾年迈父母的一类人。Pew 研究中心公布，每八个 40～60 岁中的人中就有一个属于“三明治一代”。除此以外，有 700 万～1 000 万人要远距离照顾他们年迈的父母。“三明治”照护者经常在自己全职工作的情况下设法在照顾父母和孩子之间找到平衡，却很可能会劳累过度或者被孤立。有时他们会觉得自己无法充分完成任何一种角色。随后“三明治”照护者们出现抑郁、紧张、精神崩溃、焦虑和自理能力差的风险增加。

家庭照护者保障患者在社区的生活，而初级保健提供者为家庭照护者进行照护者负担筛查是很重要的。现有的照护者负担评价工具包括：照护者压力指数（Caregiver Stress Index，CSI）、照护者负担量表（Caregiver Burden Inventory，CBI）、照护者反应评估（Caregiver Reaction Assessment，CRA）和照顾结果等级（Caregiving Outcomes Scale）等。照护者压力指数（CSI）和照护者反应评估（CRA）是照护者负担评定的自答式问卷[30]。照护者负担量表（CBI）是一种有 29 个项目的自答式问卷，包括关于照护者身体健康、心理健康、资金、社会生活以及照护者与患者之间关系等方面的问题。它是在研究中最常用的方法之一[30]。照顾结果等级是一种简洁的筛选工具，有 10 个项目，使用 Likert 7 分量表[30]。虽然研究中常规使用多种筛选方法，但在就诊过程中简单地询问照护者一些问题也是帮助初级保健提供者发现照护者负担的良好方法（表 8.1）。

表 8.1　就诊中建议用来评定照护者负担的问题[31]

筛查提问	关注领域
您觉得最近压力大吗？您生活中哪方面的压力最大？	精神健康
您最近觉得情绪低落或者忧郁吗？	精神健康
您近期觉得焦虑或易怒吗？	精神健康
您的家人和朋友经常来访吗？会经常来电话吗？	社会支持
您的朋友和家人会帮您照看亲属，而让您有自己的时间吗？	社会支持
您有外界帮助吗？	资源
您的痴呆亲属有任何难以管理的行为吗？如精神错乱？	行为管理
您怎样缓解紧张和压力	应对

另一种筛查照护者负担的方法是照护者压力检查表（Caregiver Stress Checklist），可从阿尔茨海默病协会的网页上找到。用 8 步简单检查表筛查照护者压力，然后给照护者提供压力管理的指导及喘息照顾（respite care）服务信息，并提供社区支持小组和在线联系支持[32]。

家庭照顾的回报

认识到照护者负担是重要的，认识到提供照顾的益处也同样重要。家庭照护者对患者的益处显而易见。已有研究证实，家庭照护者的支持经常能推迟或阻止长期照顾的使用，有家庭照护者的患者住院时间更短[33-34]。相反，家庭支持的缺失则和再入院相关[35]。同时家庭照顾也常常对照护者本人有益。家庭照护者常常能体会到责任实现感、自我满足感和互惠感[36]。如果他们和受照护者一起居住，还能分担生活费，并减少路途时间[2]。

避免照护者精神崩溃

家庭照护者的资源

有许多照护者协会和组织为照护者提供援助。例如，美国家庭照护者支持计划（National Family Caregiver Support Program，NFCSP）可以提供一系列资金支持，帮助家庭照护者和其他无偿照护者尽可能长时间地在家照料亲人。NFCSP 提供了 5 种类型的服务以支持非正式照护者：为照护者提供可利用服务的信息，帮助照护者获得这些服务，个人咨询，支持团体的组织，以及有限的照护者培训、喘息照顾服务和补充服务（supplemental services）。然而，由 NFCSP 提供的服务在各州之间差异很大，在一些地区甚至是空白[37]。其他照护者资源包括 AARP 护理网站、美国红十字会家庭照护者计划、家庭照护者联盟、老龄管理局及老年医疗保健组织[38]。此外，一些特定疾病支持团体如阿尔茨海默病协会也经常会为照护者提供支持和资源。

喘息照顾服务

照护者的另一重要资源是喘息照顾服务。喘息照顾服务是一种将亲人暂时安置在家庭之外的场所托管，使照护者可以获得临时的休息机会[39]，以缓解照护者的压力。但是照护者常不知道喘息照顾服务的存在，需要由初级保健提供者告知这个信息。已经证实，喘息照顾服务对患者和照护者都有利。研究发现，慢性残疾老年人的喘息照顾服务可减少因急性医疗保健的住院次数[40]，并且随着喘息照顾使用的增加，需要疗养院的可能性降低[41]。已发现喘息照顾能够降低那些使用成人日间照顾的照护者相关压力，无论短期（3 个月）和长期使用（12 个月）都能改善照护者的心理健康[42]。

工作援助

最后，从事全职或兼职有偿工作的家庭照护者可以获得来自工作单位的支持。单位可以提供资源和中介服务、弹性工作制、依赖照顾援助计划（dependent care assistance plan，DCAP）和家庭照顾缺勤假[43]。每个单位的中介服务和弹性工作制不同。依赖照顾援助计划（DCAP）允许单身职员或申请联合所得税申报表的已婚夫妇每年税前扣除 5000 美元，或者申请独立所得税申报表的夫妻一方每年税前扣除 2500 美元。为了符合条件，照护者或配偶必须照顾和他们一起生活的依赖他人者（或者在某些不确定的情况下可能会成为依赖他人者）。家庭与医疗休假法案（Family and Medical Leave Act，FLMA）允许工作已满 12 个月且工作单位至少有 50 名员工的职工，或在公共机构、公共和私立中小学工作的员工，每年最多有 12 周无薪留职的医疗家事假[44]。当公司发现员工由于需要照顾亲人而工作效率下降，公司应该增加对照顾亲人的员工的援助。

有偿照护者

虽然用于长期照顾服务的近 1200 亿美元中，家庭照顾的花费占了很大部分，但在过去的 25 年有偿照护者的报酬还是增加了[45]。有偿照护者中女性约占 90%，非美国人占 16.2%[10]，高中学历以下者占 31.5%，仅 46%的人能够确保全年全职工作[10]。因为照顾老人和虚弱的患者，有偿照护者常是脆弱并孤单的，一项研究发现有偿照护者中 63%出生于美国以外的国家，并且超过 50%在美国没有家庭支持[46]。

有偿照护者有很多家务工作，包括备餐、家务、清理垃圾、穿衣、洗澡、如厕、提醒用药和遵循医嘱[46]。提醒用药可能最为复杂，特别是当受照护者是有多种疾病的老年人，需要以不同频率使用超过 15 种药物的情况下。最近的研究表明，私人或通过机构雇佣的有偿照护者中，有 36%健康素养有限，60%的照护者解读药品说明书时会犯错误[46]。

有偿照护者的薪水较低，平均 1 小时 8～9 美元[46-48]。自从 1974 年开始实行所谓“陪伴豁免”措施以来，有偿照护者一直被排除在联邦最低工资标准和小时保护法之外，但最近的联邦法规缩窄了陪伴服务的范围，家庭保健机构之类的雇主们便不能再申请免除劳动保护法[49]。

医疗保险资助的组织，如专业护理机构和医保认证的家庭保健机构，必须符合培训的标准，包括直接保健工作者的75 h联邦授权培训，大部分家庭保健工作者并不通过医保付费[50]。各州自行决定对有偿照护者的培训和管理要求，这些标准在各州之间差异很大。例如，仅有29个州要求家庭护理提供者机构持有许可证，这29个州中有26个州要求任职培训（规定中培训时间8～60 h不等），但仅有16个州详细规定了任职培训应包括的内容[50]。

雇佣有偿照护者

尽管一些有偿照护者是通过医疗补助计划雇佣的，但是许多患者和家庭都在私自雇佣照护者。有偿照护者可以通过如下方式雇佣：①照护者安置服务；②护理机构；③直接联系照护者。只有部分州有照护者安置服务。这些服务收取为患者和家属联系照护者的费用，不提供任何额外的照护者培训或支持，患者及家属直接付费给照护者。

患者和家属雇佣有偿照护者更常见的方式是通过护理机构签约或者直接与照护者签约。这两种方式各有优缺点（表8.2）。患者和家属可能会请初级保健提供者帮助权衡这些选择。建议家庭不一定要选用最初分配给他们的有偿照护者，因为与照护者内在的个性、文化、情感可能不融洽。重要的是可以更换照护者或面试/试用其他照护者，直到找到合适的人。

表8.2 直接雇佣和通过机构雇佣的优缺点

直接雇佣的优点	直接雇佣的缺点
了解照护者或有其他人为照护者担保，比较安心	需要由雇主核查背景
比其他方式（如护理机构等）花费少	当照护者请假时缺乏后备照护者
可以直接给照护者分配任务和提出反馈	照护者可能没有健康保险，可能需要支付健康保险
	必须直接监管照护者
通过护理机构雇佣的优点	**通过护理机构雇佣的缺点**
机构已经审查了照护者	不同机构审查照护者的过程可能不同
当照护者请假时有备选照护者	比其他雇佣方式花费多
可以由护理机构履行监管	不同的护理机构监管有差异
可以由护理机构培训	不同的护理机构培训有差异

另外，患者和家属应该意识到，护理机构提供家庭照顾的水平及雇佣、培训和监管照护者的质量参差不齐。在雇佣时许多机构要求“有经验者”优先（68.8%），但是很少有人（27.2%）具体要求有护理经验。照护者审查内容可能包括联邦刑事背景调查（55.8%）和药检（31.8%）。照护者培训时间一般是0～7天不等，监管从无到每周1次，包括家访、电话和照护者到访中心办公室。虽然许多机构声称有偿照护者可以履行服药提醒之类的职能（96.0%），但是技术水平只能根据照护者的自我评估（58.5%）、测试（35.2%）和客户反馈（35.2%）来评价[51]。

对初级保健提供者来说，重要的是建议患者和家属如果通过机构来雇佣照护者，则应该仔细审查所选的机构。现有建议列出了患者和家庭应该向拟选择的照护者机构提出哪些问题（表8.3）。虽然这些内容可能不是全部，但却是识别一个正规和优质机构的开始。美国家庭保健协会（Home Care Association of America，HCAOA）是私人家庭护理提供者组织，患者和家庭可以通过网址 http://www.hcaoa.org/联系当地的家庭保健机构（表8.3）。

表8.3　通过机构雇佣照护者时需要问的问题

1. 使用何种招聘方法？
2. 有哪些招聘条件？
3. 在雇佣之前，对照护者使用哪种审查方式？
4. 照护者是由机构办理保险和担保的吗？
5. 机构怎样评定一个照护者的能力？
6. 机构会培训照护者吗？培训的意义如何？照护者们有何种形式的健康相关培训？
7. 正规照护者请假时的替代措施是什么？
8. 如果你对某个特定的照护者不满时，机构会“无条件”更换照护者吗？
9. 机构会有监督者定期评估家庭护理的质量吗？评估频率如何？是亲自来访还是通过电话评估？
10. 你期望雇佣的照护者具备什么能力？

将照护者纳入医疗保健计划

对初级保健提供者来说，询问患者是否有照护者是非常重要的。如果家里计划雇佣照护者，按常规要建议进行关于给药的培训[52]。如果家里已经有正式照护者，那给药时照护者必须在场。“教育反馈法”（teach-back method）对健康素养低的患者和照护者极为有用。“教育反馈法”是一种沟通确认方法，用来确定患者或照护者是否明白正在向他们解释的内容。如果患者或照护者能够理解，他们就能准确地反馈信息。如有可能，帮助患者摆药的服务对患者和照护者来说也是很好的方法[53]。初级保健提供者也应该询问照护者自我保健和个人健康的情况，监测照护者的抑郁或自杀倾向。

虽然大多数照护者的动机是帮助老年人，但也有一些关于照护者因个人习惯或者经济利益而转移患者药物的新闻报道。虽然这是不幸的，但并不常见，可处方药被照护者转移的事情确实发生过。如果一位老年患者出现大剂量药物无法控制的疼痛，或者说丢了药而频繁地请求续药，初级保健提供者应考虑到照护者转移患者药物的可能性。

当治疗老年患者时，照护者的健康也是应该考虑的因素。随着人口老龄化，90 岁甚至 100 岁的人也增多，这些超高龄老人的日常生活中总是需要照护者。当患者超过 90 岁，家庭照护者本人常常也是老人了，有些已经到了 70～80 岁。如果提供用药提醒或其他重要照顾的照护者自己的认知状况正在下降，那么患者就会有危险。如果照护者住院了，需要设置紧急计划，临床医师应当询问该计划。另外，初级保健提供者要知道可能影响到照护者健康并进一步危害到老人健康的因素。特别要注意的是，许多有偿照护者因为移民身份、经济困难或者其他个人因素而未接受医疗保健。在亲切问候时或在任何办公场合的对话中，可以轻松地插入关于照护者健康状况以及他们如何应对的询问。此外，为照护者提供接受健康评估、接种疫苗或联系医疗保健登记的机会，将在很大程度上影响照护者和老人所接受的护理。

总结

随着原居安老的人口不断增加，照护者的数量也可能增加。了解影响家庭照护者和有偿照护者的因素对于为老年人提供保健的临床医生来说是必不可少的。辨识负担过重的照护者，提供关于减轻负担的信息，将极大地改善老年患者的照顾。照顾老年患者需要一个团队，将照护者纳入医疗保健团队是至关重要的。

关键点

1. 有功能或认知障碍的老年人依赖两种类型的照护者支持：①家庭或非正式照护者；②有偿或正式照护者。
2. 评定照护者的负担和健康对维持老年人的健康非常重要。
3. 为缓解家庭照护者的负担，临床医师可以提供关于喘息服务、区域资源或选择雇佣有偿照护者作为补充照顾的信息。
4. 可以通过仔细审查和询问关键问题（上文已说明）来雇佣照护者。

5. 应考虑经过护理机构雇佣和直接雇佣有偿照护者的优点和缺点。
6. 为确保老年人得到最佳的护理，将照护者纳入医疗保健团队是必不可少的。

参考文献

1. U.S. Department of Health and Human Services. Administration on Aging (AOA). 2015. http://www.aoa.acl.gov/Aging_Statistics/index.aspx. Cited 8 Aug 2015.
2. Pezzin LE, Pollak RA, Schone BS. Bargaining power, parental caregiving, and intergenerational coresidence. J Gerontol B Psychol Sci Soc Sci. 2015;70(6):969–80. Epub 2014 Jul 3.
3. Congressional Budget Office. Rising demand for long-term services and supports for elderly people. June 2013, 113th congress. Pub. No. 4240:1–44.
4. Freedman VA, Martin LG. Understanding trends in functional limitations among older Americans. Am J Public Health. 1998;88(10):1457–62.
5. Manton KG, Gu X. Changes in the prevalence of chronic disability in the United States black and nonblack population above age 65 from 1982 to 1999. Proc Natl Acad Sci U S A. 2001;98(11):6354–9.
6. Yaffe K, et al. Patient and caregiver characteristics and nursing home placement in patients with dementia. JAMA. 2002;287(16):2090–7.
7. Caregiving F.C.A-N.C.o. Definitions. 2015. https://caregiver.org/definitions-0. Cited 26 Aug 2015
8. Lindquist LA, et al. Paid caregiver motivation, work conditions, and falls among senior clients. Arch Gerontol Geriatr. 2012;55(2):442–5.
9. Ari N, Houser MJG. Valuing the invaluable: the economic value of family caregiving. 2008. http://www.aarp.org/relationships/caregiving/info-11-2008/i13_caregiving.html. Cited 14 Aug 2015.
10. National Alliance for Caregiving. Caregiving in the U.S 2015. 2015. http://www.caregiving.org/caregiving2015/. Cited 14 Aug 2015.
11. IOM. Retooling for an aging America: building the health care workforce. 2008. http://www.nap.edu/catalog/12089/retooling-for-an-aging-america-building-the-health-care-workforce. Cited 14 Aug 2015
12. Reinhard SC, Samis S. Home alone: family caregivers providing complex chronic care. 2012. http://www.aarp.org/home-family/caregiving/info-10-2012/home-alone-family-caregivers-providing-complex-chronic-care.html. Cited 14 Aug 2015.
13. Gibson MJ, Houser A. Valuing the invaluable: a new look at the economic value of family caregiving. Issue Brief (Public Policy Inst (Am Assoc Retired Pers)). 2007;IB82:1–12.
14. Kim H, et al. Predictors of caregiver burden in caregivers of individuals with dementia. J Adv Nurs. 2012;68(4):846–55.
15. Molyneux GJ, et al. Prevalence and predictors of carer burden and depression in carers of patients referred to an old age psychiatric service. Int Psychogeriatr. 2008;20(6):1193–202.
16. Papastavrou E, et al. Caring for a relative with dementia: family caregiver burden. J Adv Nurs. 2007;58(5):446–57.
17. Serrano-Aguilar PG, Lopez-Bastida J, Yanes-Lopez V. Impact on health-related quality of life and perceived burden of informal caregivers of individuals with Alzheimer's disease. Neuroepidemiology. 2006;27(3):136–42.
18. Brodaty H, Green A. Defining the role of the caregiver in Alzheimer's disease treatment. Drugs Aging. 2002;19(12):891–8.
19. Schulz R, Martire LM. Family caregiving of persons with dementia: prevalence, health effects, and support strategies. Am J Geriatr Psychiatry. 2004;12(3):240–9.

20. Schulz R, Beach SR. Caregiving as a risk factor for mortality: the Caregiver Health Effects Study. JAMA. 1999;282(23):2215–9.
21. Scharlach AE. Caregiving and employment: competing or complementary roles? Gerontologist. 1994;34(3):378–85.
22. Chassin L, et al. The association between membership in the sandwich generation and health behaviors: a longitudinal study. J Appl Dev Psychol. 2010;31(1):38–46.
23. Rogerson PA, Kim D. Population distribution and redistribution of the baby-boom cohort in the United States: recent trends and implications. Proc Natl Acad Sci U S A. 2005;102(43):15319–24.
24. Brody EM, et al. Differential effects of daughters' marital status on their parent care experiences. Gerontologist. 1992;32(1):58–67.
25. Bookwala J, et al. Concurrent and long-term predictors of older adults' use of community-based long-term care services: the Caregiver Health Effects Study. J Aging Health. 2004;16(1):88–115.
26. Gaugler JE, et al. Caregiving and institutionalization of cognitively impaired older people: utilizing dynamic predictors of change. Gerontologist. 2003;43(2):219–29.
27. Kuzuya M, et al. Impact of caregiver burden on adverse health outcomes in community-dwelling dependent older care recipients. Am J Geriatr Psychiatry. 2011;19(4):382–91.
28. Miller EA, Rosenheck RA, Schneider LS. Caregiver burden, health utilities, and institutional service use in Alzheimer's disease. Int J Geriatr Psychiatry. 2012;27(4):382–93.
29. Nakagawa Y, Nasu S. Association between components of family caregivers' sense of burden and types of paid care services provided in Japan. Aging Ment Health. 2011;15(6):687–701.
30. Deeken JF, et al. Care for the caregivers: a review of self-report instruments developed to measure the burden, needs, and quality of life of informal caregivers. J Pain Symptom Manage. 2003;26(4):922–53.
31. Parks SM, Novielli KD. A practical guide to caring for caregivers. Am Fam Physician. 2000;62(12):2613–22.
32. Association A. Caregiver stress check. http://www.alz.org/care/alzheimers-dementia-stress-check.asp. Cited 26 Aug 2015.
33. Mittelman MS, et al. Improving caregiver well-being delays nursing home placement of patients with Alzheimer disease. Neurology. 2006;67(9):1592–9.
34. Spillman BC, Long SK. Does high caregiver stress lead to nursing home entry? 2007. http://aspe.hhs.gov/basic-report/does-high-caregiver-stress-lead-nursing-home-entry. Cited 18 Aug 2015.
35. Picone G, Mark Wilson R, Chou SY. Analysis of hospital length of stay and discharge destination using hazard functions with unmeasured heterogeneity. Health Econ. 2003;12(12):1021–34.
36. Nardi Ede F, Sawada NO, Santos JL. The association between the functional incapacity of the older adult and the family caregiver's burden. Rev Lat Am Enfermagem. 2013;21(5):1096–103.
37. Thai JN, Barnhart CE, Cagle J, Smith AK. It just consumes your life: quality of life for informal caregivers of diverse older adults with late-life disability. Am J Hosp Palliat Care. 2015 May 6.
38. Prevention C.f.D.C.a. Caregiving resources. http://www.cdc.gov/aging/caregiving/resources.htm. Cited 26 Aug 2015.
39. Force NRCT. Benefits and cost-saving due to respite. http://archrespite.org/docs/Cost_Fact_Sheet_11-09.pdf. Cited 30 Aug 2015.
40. Chang JI, et al. Patient outcomes in hospital-based respite: a study of potential risks and benefits. J Am Board Fam Pract. 1992;5(5):475–81.
41. Kosloski K, Montgomery RJ. The impact of respite use on nursing home placement. Gerontologist. 1995;35(1):67–74.
42. Zarit SH, et al. Stress reduction for family caregivers: effects of adult day care use. J Gerontol B Psychol Sci Soc Sci. 1998;53(5):S267–77.
43. Seaward MR. The sandwich generation copes with elder care. Benefits Q. 1999;15(2):41–8.

44. Labor UDO. Family and medical leave. 2015. http://www.dol.gov/dol/topic/benefits-leave/fmla.htm. Cited 30 Aug 2015.
45. Kaye HS, Harrington C, LaPlante MP. Long-term care: who gets it, who provides it, who pays, and how much? Health Aff (Millwood). 2010;29(1):11–21.
46. Lindquist LA, et al. Inadequate health literacy among paid caregivers of seniors. J Gen Intern Med. 2011;26(5):474–9.
47. Institute T.A. Reinventing low wage work ideas that can work for employees, employers and the economy. http://www.aspenwsi.org/wordpress/wp-content/uploads/Profiles-of-the-Direct-Care-Workforce-and-PHI.pdf. Cited 18 Aug 2015.
48. MetLife. Market survey of long-term care costs. 2012. https://www.metlife.com/assets/cao/mmi/publications/studies/2012/studies/mmi-2012-market-survey-long-term-care-costs.pdf. Cited 18 Aug 2015.
49. Facts F. Understanding the revised companionship exemption. 2013. Understanding the Revised Companionship Exemption. Cited 18 Aug 2015.
50. Kelly CM, Morgan JC, Jason KJ. Home care workers: interstate differences in training requirements and their implications for quality. J Appl Gerontol. 2013;32(7):804–32.
51. Lindquist LA, Cameron KA, Messerges-Bernstein J, Friesema E, Zickuhr L, Baker DW, Wolf M. Hiring and screening practices of agencies supplying paid caregivers to older adults. J Am Geriatr Soc. 2012;60:1253–9.
52. Sudore RL, Covinsky KE. Respecting elders by respecting their paid caregivers. J Gen Intern Med. 2011;26(5):464–5.
53. Paasche-Orlow MK, et al. The prevalence of limited health literacy. J Gen Intern Med. 2005;20(2):175–84.

专业护理机构和老年人出院后的选择 9

Jill Huded，Fernanda Heitor
（黎梦涵　王宁　译　苏琳　校）

住院老年患者容易发生多种状况，如谵妄、药物不良反应、褥疮、膀胱和肠道功能障碍、脱水、营养不良、器官功能减退等。这些入院情况需要很长一段时间来恢复，并且常常需要进一步转至急性期后护理机构来促进康复和继续复杂的护理。

护理交接在老年患者的护理过程中普遍发生。髋部骨折后6个月内，患者平均会经历3.5次在家、医院、康复和护理机构之间的来回搬迁[1]。除去院后的交接过程，每个患者在同一家医院中可能会经过7个以上医生的治疗[2]。因此，从入院开始，就需要制订综合的交接计划以保证护理交接完美地进行。患者入院时，需要确定老年患者在出院后功能康复、护理和医疗方面的需要。这需要医生、护工、理疗师和护理人员的合作。

为了合理地指导患者和家属离院后的治疗计划，临床医生必须全面地了解院外的急性期后护理方案。加强相关培训和使用特殊护理设备可能会改善护理交接过程[3]。临床医生在交接过程中的作用包括充分了解患者的基础疾病、预后和将来功能受限程度，促进患者和家属之间的沟通交流，认可照护者承受的负担，监测其有无虐待老人的倾向，以及确保完整顺利的交接过程[4]。内科医生与下一步医疗护理人员之间的交流可以减少将来的急诊就诊次数，进而提高对患者的护理水平，改善治疗效果[5]。

本章中还将讨论出院后转移目的地，包括：

- 急性住院患者康复中心
- 长期急症护理医院
- 亚急性康复机构（专业护理机构）
- 长期护理机构（养老院）
- 独立和辅助生活机构
- 退休人群持续护理社区
- 家庭健康护理（专业与非专业）
- 成人日托服务
- 临终关怀

确定患者与家属的出院后需求

选择急性期后的护理机构时，首先需要确定患者需要的护理类型。护理需求由日常生活活动能力（ADL）、工具性日常生活活动能力（iADL）、认知功能和活动能力决定。这些需要由医生、理疗师和护理团队通过深入的评估和筛选后确定。日常生活活动例如沐浴、穿衣、饮食和如厕等，由 Katz ADL 量表[6]和 Barthel 量表[7]进行评估。工具性日常生活活动包括烹饪、清洁、理财、交通、服药和打电话，这些由 Lawton iADL 量表[8]进行评估。使用 MMSE[9]、MoCA[10]、Mini-Cog[11]、CAM[12]评估患者认知和精神状态。使用临床的计时起立-行走试验[13]或者 PT 和 OT 评估活动能力。一旦确立以上护理需求，除需要静脉注射抗生素和处理伤口等急性医疗措施外，可以进一步寻求符合这些需求的基于高质量诊断、护理人员和（或）治疗措施的护理机构。

选择出院后护理机构的相关资源

确定所需机构类型后，再基于位置、机构宗旨、宗教信仰（如果有）和政策，缩小选择范围。住院部和门诊的社工、计划出院事宜的负责人和家庭保健机构将引导患者和家属从一系列区域内医疗机构中做出合适的选择（表 9.1）。在美国，可以通过护理机构评估系统（Nursing Home Compare）——一个由医疗保险和医疗补助服务中心提供的网上质量报告系统，查询到所有有资质的医疗服务机构的服务质量。通过地理位置和名称可搜索机构的相关信息，网址为 http://www.medicare.gov/nursinghomecompare/。五星评级系统的评估内容包含健康检查、质量检测、员工水平，并计算总分。来源于现场健康检查和小型数据集（Minimum Data Set，MDS）的信息被报告，并且每月更新一次（见下文）[14]。

表 9.1　患者和家属选择护理机构时常见的问题

1. 患者需要何种护理？

患者目前需要急性还是慢性医疗护理？
他们需要伤口护理和静脉注射药物吗？
有辅助活动功能康复的需求吗？
沐浴、更衣、饮食和如厕等方面需要帮助吗？
有认知障碍吗？
有吞咽困难或语言障碍吗，有语言功能康复的需求吗？
需要药物治疗吗？

续表

当前的照顾者是否能满足护理需求？ 患者的护理需求及对临终关怀的观点是什么？ 护理需求是否会持续数年并逐渐升级？如果这样，是否可以推荐持续提供护理服务的社区？
2. 如何选择最好的服务机构？
患者和家属最好亲自考察护理机构。 机构的位置在哪里？是否有必要邻近家属或朋友？ 隶属于宗教或文化组织吗？ 第三方保险机构支付后，个人需要支付多少钱？ 现在有合适的床位吗？ 机构的总体评价如何？健康检查、员工水平、质量检测如何？ 机构的强项和弱点都有哪些？ 登录网址 www.medicare.gov/nursinghomecompare/search.html 查询。 谁开发并投入护理项目？ 机构有哪些医师定期查看患者？频率如何？ 工作人员如何解决患者焦虑、困惑或其他可能的问题？ 工作人员工作规范一致吗？ 每个认证过的照护者和护士负责几个患者？ 有 24 h 工作的专职照护者吗？ 患者和家属是否可以拜访社区工作者？ 机构每天都开放吗，包括周末？ 机构有足科医生、眼科医生、耳科医生或心理医生定期诊察吗？ 与附近医院有合作吗？ 机构有医疗保险或医疗补助吗？
3. 其他问题
个人行为有规范限制吗，比如吸烟或者饮酒？ 机构有社交和娱乐活动吗？ 每个人都有私人空间吗？ 可以随时造访吗？ 保障个人物品安全吗？ 提供什么食物？可以自带食物和水吗？ 工作人员会帮助有需要的人进食吗？ 需要就诊时，可以提供去医院的交通工具吗？ 有其他收费的服务吗？比如交通、医疗援助、头发护理？ 离开机构的程序是什么？ 可以带个人宠物吗？ 会对患者进食、睡觉、洗澡的时机进行帮助吗？ 可以向目前机构内的患者询问经验吗？ 是否尊重患者？

老年护理指南（Eldercare Locator）是另一个关于地区服务的信息来源。它的职责是将老年人和家属与可靠的交通、饮食等社会资源连接起来，并为照护者提供培训，减轻其负担。它与国家地区老龄机构协会合作，可通过拨

打电话 1-800-677-1116 或登录其官网 eldercare. gov 与其联系。

衰老与残疾资源中心（Aging and Disability Resource Centers，ADRC）通过与社区生活管理机构和医疗保险与医疗补助服务中心合作，优化护理转移过程，并提供长期护理咨询，简化为老年人、残障人士提供服务的步骤。ADRC 帮助老年人合理应用医疗补助资源，做出明智的选择，并协调为不同经济情况的老年人提供护理服务。ADRC 与医院、护理机构和康复机构合作建设护理交接项目。现在所有州都提供此服务，详情可从官网 adrc-tae. acl. gov 查询。

当选择长期护理机构，例如提供生活帮助及护理的疗养院时，地区长期护理监察员可以提供援助。在老龄管理机构支持的州监察员计划中，有超过 8 000 名志愿者和 1 000 名专职人员。他们提供疗养院的整体信息，调查针对特定机构的投诉，每年视察机构。老年护理指南（电话 1-800-677-1116）可提供本地监察员的联系信息，也可以通过官网 ltcombudsman. org 查询。

出院后选择的详述

急性住院患者康复中心

经历过疾病或者创伤导致功能损失的患者可能需要急性院内康复。评估标准包括截肢、大脑或脊髓损伤、其他神经疾病、骨科损伤和急性疾病后遗症。患者可以从家里、急症护理医院或者其他机构转入急性康复中心，身心必须能够耐受每周 5 天、每天 3 h 的治疗。需要物理、职业或语言治疗方面熟练的康复技能去改善患者的生活质量。除治疗外，鼓励患者积极参与日常生活活动、集体活动，鼓励家属和朋友的参与。治疗小组成员包括医生（专业的理疗医生，而不是内科医生或者老年科医生）、康复护理认证护士、理疗师、职业治疗师、语言治疗师、心理学家和营养学家，可以进行假体和矫正服务。除出院前计划好患者交接事宜外，还要重视家属和照护者的培训工作。与亚急性疾病康复不同，急症康复之前没有 3 天急性护理期。与长期急症护理机构相似，急性院内康复可以提供静脉注射治疗、伤口护理、呼吸理疗、气管造口护理、PEG 管护理、实验室检查和透析服务等。

长期急症护理医院

长期急症护理医院将重症患者的急性期护理时间延长，医疗保险可覆盖 25 天以上。其可以是独立的机构或“院中院”模式。患者通常患有几种疾病，需要医生每天观察处理，包括肺和气管造口护理、呼吸机管理和清洁、透析、静脉注射药物和伤口护理等。大多数患者是从重症监护病房或二级病房转移至长期急症护理医院。

专业护理机构

专业护理机构（skilled nursing facility，SNF）为患者提供专业服务和医务人员每天 24 h、每周 7 天的监测。专业服务包括静脉注射、人工营养及补液、复杂的伤口护理、造口护理、康复物理治疗、职业治疗及语言治疗等。医疗保险覆盖的服务包括半私人房间、食物和社区医疗服务、药物、机构内医疗用品和设备使用、饮食咨询和救护车运输（当其他运输工具不利于健康时）至最近的服务机构，亦可以开药、进行化验和影像学检查。专业护理的总体目标包括疾病或手术后康复，恢复功能性自立或提供急性期医疗支持。由各学科组成的团队来决定进行哪些护理，谁来提供这些服务，以及专业护理机构和家中需要什么样的设施，多长时间实现目标。物理和职业疗法服务每周服务至少 5 天。医生必须在入院后 72 h 内查看患者，之后除急性情况外一周 1 次。

专业护理机构的住院患者进行 3 天紧急治疗后的 20 天内医疗保险完全覆盖，21～100 天内医疗保险部分覆盖。每次医疗保险计算中，院内观察时间不算入住院时间。达到治疗目的或患者病情进入平台期时，亚急性医疗服务可能会提前结束。患者离开专业护理机构后，医疗保险覆盖专业护理的范围由出院后的护理时间决定。如果出院超过 30 天，患者将需要有 3 天进行专业护理机构护理的住院时间。此次住院疾病不需要与患者之前入院时的疾病相同。个体可以进行专业护理机构持续 100 天的专业护理。如果中断时间超过 60 天，将会停止此阶段，并且可以开始新的专业护理机构医疗护理，这意味着可以再进行新的 100 天医疗保险覆盖的治疗。医疗保险和医疗补助服务中心在官网提供了一个非常有用的护理清单，题目为“选择护理机构或其他长期护理的指导”，网址为 www. medicare. gov/Pubs/pdf/02174. pdf。

长期护理和养老院

长期护理包括家庭护理（付费和免费）和社区服务，例如成人日常护理、专业护理机构、辅助生活设施和临终关怀。70％的 65 岁以上成年人将会有数次需要进行长期护理，平均护理时间 2. 8～3 年。35％的成年人在将会在护理中心接受长期护理。女性平均比男性寿命长 5 年，所以她们更可能会使用这些资源[15]。长期护理机构接受 LGBT 群体，并且也认识他们的特殊需求。最全面的长期护理是在疗养院，这里有护士照顾，并且可以 24 h 服务。医疗保险不会覆盖日常生活活动的非技术服务，因此，长期护理机构是公费报销（医疗补助和退伍军人事务部），或私人付费。医疗补助是美国最大的长期护理机构的报销机构。如果个人的经济收入符合条件并且低于一定水平，他们就可以申请医疗补助。个人医疗保险只覆盖短期医疗护理，如亚急性疾病康复，或赔偿投保人预选的天数内在长期护理机构中最高比例的费用。人寿保险有时会减少死亡报销，进而转化为长期护理报销。

机构也将会提供由监护人和非专业人士进行的个人护理，如洗浴、更衣和协助个人卫生等。医生、专业护士、药品、饮食、心理和社会服务将按需提供。分配的医生在入院的前 90 天内，每 30 天查看一次患者，之后 60 天一次，如果有急性医疗问题会更频繁。查看时间可以按规定时间宽限 10 天以内。医生在护理机构中通常是初级保健医生的角色。护理计划将由个人的家属或授权人、医生和注册护士共同制订，基本包括医疗、护理、心理和社交需求以及如何满足这些需求。护理计划将定期回顾和修改，以满足当前的需要。

独立生活和辅助生活机构

独立生活社区提供专门为老年人设计的房间，可以是公寓和独立式住宅。低收入老年人群可以通过美国住房和城市发展部来申请房间。老年人社区和提供持续护理的老年社区是独立生活社区的提供单位，提供活动、设施和休息中心，并且允许居民之间相互联系，可以美容、理发、饮食和做家务。如果需要个人的护理帮助，则需要单独付账。难以独立在家生活的老年人可能因为活动或交通障碍很难离开家或者脱离社会，独立生活社区是他们的理想场所。

从 20 世纪 70 年代开始，老龄化问题愈发加重，Keren Brown Wilson 医生提出了“三个 H：健康（health）、居住（housing）和好客（hospitality）”，他是辅助生活机构模型的创始人，在俄勒冈州创建了第一个全国公认的辅助生活机构[16]。目前，辅助生活机构是长期护理方案中发展最快的模式。辅助生活机构为需要日常生活活动帮助的群体提供帮助，就像在家里一样，与养老院相比有更多私人的空间，又比家中有更多的日常护理监督、药物和饮食服务，但不会提供 24 h 护理服务。传统上，辅助生活机构是建立在有实体建筑物或有其他提供不同护理水平机构的社区中。最近，辅助生活机构也可以在小型住宅社区如个人家庭护理、个人护理和寄宿家庭中提供。

超过半数需要辅助生活的人高于 85 岁，一般而言，他们或多或少需要依赖别人的帮助。近 40%在日常生活活动中，至少 3 项需要帮助。在辅助生活机构中平均停留时间为 22 个月。全国几乎 20%的人通过医疗补助获取辅助生活护理，80%通过个人支付获得（http://www.alfa.org/alfa/Assisted_Living_Informatin.asp）。2015 年私人辅助生活护理房间平均花费 43 200 美元，而私人疗养院房间平均花费为 90 000 美元。大多数老年人自己支付独立生活或辅助生活的费用，少部分老年人通过医疗补助、长期健康保险或老兵福利支付费用。

辅助生活机构的信息、推广和宣传可以在美国联邦辅助生活（http://www.alfa.org/alfa/default.asp）、CCAL——推进以人为中心的生活（http://www.ccal.org/about-ccal/），国家辅助生活中心（http://www.ahcancal.org/ncal/Pages/index.aspx）的官网查看。

退休人群持续护理社区

退休人群持续护理社区（continuing care retirement community，CCRC）在同一个社区提供多层次护理方式，并且一般包括独立生活、辅助生活、记忆保健和长/短期的专业护理，也称作生活护理社区。一般来说，成年人在仍可以独立生活时就加入退休人群持续护理社区（CCRC），直到死亡。如果需要改变护理方案或需要更多服务，可以将护理等级升级或转移至其他机构。例如，如果一个住院患者在出院后需要专业护理，他们将会得到一间房间接受亚急性护理，直至他们病情稳定，可以住在以前的护理单元。CCRC 比较昂贵，通常需要准入费和维护费用（称作健康保健合同）。准入费为 10 万～100 万美元，每月花费为 3000～5000 美元。CCRC 也可能会提供需要付费的契约，这种情况下准入费和每月的费用会稍低，但是如果需要更高水平的护理则需要按市场价支付。修订的契约可能在费用范围内，限制护理的时间。感兴趣的老年人在调查 CCRC 时可以咨询既往费用增加的项目和详细的服务收费。

家庭健康护理

家庭健康护理对只需要间断专业服务的患者非常适用，其包括护理、物理和职业疗法、语言治疗，进一步的辅助也会包括家庭健康辅助、行为健康家庭护理和医疗社会活动。举例说明，专业的家庭健康护理服务包括压疮伤口或手术伤口护理、患者和照护者教育、静脉或营养疗法、注射、监控重病和不稳定情况。

家庭健康服务间断提供专业的护理（每周少于 7 天或每天少于 8 h 持续最多 21 天，额外护理有限，并且可预见的条件下可以适当改变）。

医疗保险可报销家庭健康服务费用，患者必须有医疗保险 A 部分和（或）B 部分，并且必须因疾病而局限在家，其定义包括残疾和持续疼痛的患者。

患者资格：患者如果满足如表 9.2 所示的两种标准，可以认为其符合“局限在家”的条件。

表 9.2 患者满足“局限在家”的标准

首要标准	次要标准
符合以下一个条件	符合以下两个条件
1. 由于疾病或受伤，个人需要辅助设施如拐杖、轮椅和学步车；使用特殊运输工具；需要其他人帮助才能离开自己的居所	1. 正常情况下不能离开居所
2. 因医学原因禁止其离开居所	2. 离开居所需要复杂的程序

如果患者很少离家，或仅因为需要接受健康治疗、进行宗教服务、参加成人日常护理项目或者其他特殊不常见的事项（如葬礼、毕业、理发）而短时间离开家，则可以认为患者局限在家中。

家庭健康护理必须有医疗保险参与的家庭健康机构支持或协调安排。患者应该加入医疗保险，接受有计划的家庭健康护理，不用家庭健康机构付费来定期接受检查。完成“面对面接触”的主要原因是患者需要家庭健康护理，由执业医生或从业护士或临床护理专家在医师监督下与执业医师或医师助理合作完成。面对面接触需要在家庭健康护理之前 90 天内或家庭健康护理开始后 30 天内完成。

继续家庭健康护理的前 60 天之后需要重新申请，除非患者转移至其他地方或已经实现护理目标而离开服务机构。

医疗保险不限制患者再次申请家庭健康项目的次数，只要该患者持续符合家庭健康护理的资格。

有许多家庭健康机构，医疗保险和医疗补助服务中心提供关于这些机构的官方数据。这些数据方便患者比较全国医疗保险注册的各家庭健康机构中护理服务的质量。

可以通过上网比较各家庭健康机构，网址为 http://www.medicare.gov/homehealthcompare。

成人日托中心

成年人可以于工作日在成人日托中心接受护理和陪护，否则他们可能只会被限制在家中。防止行为受限、提供社交活动和刺激是这些项目的潜在目标。减轻照护者的负担是额外目标，确保家庭照护者可以更好地工作。中心可以独立存在或位于教堂、犹太教堂、老年中心、护理机构或学校内，交通一般都很便利。工作人员会帮助管理药物、饮食、社交活动、照护者教育和咨询。如果需要现场提供医疗、护理或治疗服务，通常是指成人日间健康中心。成人日托中心没有医疗保险，只有医疗补助，并且退伍军人管理局和美国老年人法案可以提供经济援助。国家老龄部不提供对成人日托和家庭照护者的援助。

临终关怀机构

临终关怀机构是针对慢性疾病、晚期患者、临终患者给予关怀的精神护理机构，专门解决精神和情感需求。患者的预期寿命在 6 个月内，护理的重点在于临终关怀。临终关怀中可以使用医疗保险的项目包括药物、医疗设备、社交工作、护理服务、医生服务、精神保健咨询、家庭健康辅助和丧亲服务。患者、家属、照护者或医生都可以推荐至临终关怀机构。在美国，临终护理关怀可以在患者家中、长期护理机构或住院部进行。居住在亚急性或长期护理机构的居民随时可以进入临终关怀中心。然而，医疗保险不能覆盖报销食宿和临终关怀费。但如果符合条件，医疗补助会报销食宿。只有直接与临终关怀有关的药物可以由医疗保险的临终关怀项目报销。此外，不提供小时护理，并且因为临终护理不是连续的，所以需要现金支付。

护理团队成员

每个老年人护理机构中，根据所能提供的监护和康复水平，从多个学科共同护理每个服务对象。

医疗主任

医疗主任由全职或兼职的执业医师担任，他们为机构提供医疗指导，并协助协调、实施护理工作。医疗主任与护理机构的领导和员工合作，共同发展和完成机构政策，确保它们符合当前的护理标准。同时协助机构质量的改进计划、审查其 MDS 数据和完成居民评估系统。

医师

主治医师必须熟悉长期护理机构中患者的医疗及精神状态的复杂情况。医师需要获得老年医学方面的认证，并对慢性疾病护理、老年人用药和多学科团队协作有一定的了解。他们评估患者的预后和治疗目标，审查个人的综合护理计划，提供合理治疗方案和姑息治疗方式，同时与其他专家进行探讨，确保平稳过渡。

注册护士

注册护士（Registered nurse，RN）监督机构内专业和长期的护理方案。注册护士将监督认证护士助理、执业实习护士和可能成为护士长的护士。他们负责制订患者治疗计划，分配任务，确保持续护理，教育患者和家属，与家人和医生交流改变护理方案或保健计划。

执业实习护士

执业实习护士（Licensed practical nurses，LPN）在注册护士或执业医师的监督下提供床边护理，主要包括个人卫生、生命体征、药物管理、完成伤口护理和其他日常护理等。当患者的临床情况出现变化或团队其他成员对病情有新的建议时，他们可以与临床医生沟通。

认证护士助理

认证护士助理（Certified nursing assistants，CNA）和执业实习护士合作完成患者的日常生活活动，如洗澡、如厕、转移和进食等。他们还可以在交通、更衣和复位等方面为患者提供帮助。与执业实习护士和注册护士不同，他们不能管理药物、进行静脉注射或抽血操作。认证护士助理必须有国家认证的高中文凭或同等学历。

社会工作者

1987 年的综合预算调解法（也称为“养老院改革法案”）规定每个拥有 120 张及以上床位的专业护理机构均需要一个具有社会工作硕士学位、学士学位或相关领域学士学位的社会服务主管。他们确保居民获得医疗相关的社会服务、适当的心理健康干预措施和社会互动。他们协助计划入院和出院事宜，维护患者的权利，提供先进的医疗信息，完成 MDS 的社会心理部分，参与制订个人护理计划，以及向患者及家属提供建议。

物理治疗师

物理治疗师为患者制订个人康复计划，促进患者活动和功能恢复。他们可在在家里或门诊使用专业护理设施为患者提供服务。新到的患者将接受耐力、灵活性、平衡和力量的评估。治疗重点是在床上移动、翻身和走路以降低跌倒风险，同时有多种复杂疾病时重点在功能维持，加强活动受限患者的屈伸力度。以上对手术后的患者尤其重要.

职业治疗师

职业治疗师与物理治疗师共同合作，发现居民自我护理活动中的盲区很重要。他们会教给患者运动技巧，例如转移和使用辅助移动设备、提高工具性日常生活活动能力。职业治疗师可以教视觉、听觉或认知障碍的患者使用复杂设备，同时与家属合作了解患者的康复需求，确定离开专业护理机构需要配置的医疗设备。此外，职业治疗师可以为专业护理机构的工作人员开发预防跌倒、管理痴呆、重新定位、逐步减少约束和行为疗法的项目。

语言治疗师

语言治疗师可在门诊和住院部评估患者因言语、认知障碍、吞咽障碍导致的沟通障碍。语言治疗师必须具有硕士或博士学位，同时需要在直接监督下完成 9 个月额外的实习工作。预计到 2020 年，语言治疗师工作市场增长将超过 20%，以满足日益增长的老年人群及需求[17]。他们的工作对优化卒中（75%发生在 65 岁以上人群）、阿尔茨海默病（通常有语言障碍）、帕金森患者（通常有吞咽困难和痴呆）的日常沟通能力至关重要。对于认知障碍的患者，语言治疗师可以进行家访培训护理人员，改善护理环境，为常规护理和运动提供建议。

营养师

营养师根据体重变化、伤口或皮肤破损程度和血清标志物评估患者。他们在入院后尽快查看患者，并制订护理计划，在饮食、食物禁忌和营养补充方面提供建议供医师选择。他们也能评估食品制备过程、专业护理过程和协助管理饮食预算。

照护者

“非医学”或“非专业”的护理由认证护士助理（CNA）、家庭健康助手或国家执业机构登记的个人护理助手完成。一些州现在要求对家庭照护者进行不少于 40～100 h 的培训。家庭照护者的工作必须由最初制订评估和改善护理计划的注册护士进行监督。非专业的护理服务包括托管和卫生保健。提供非专业护理服务的人员可能会做一个家庭主妇的工作，例如准备膳食、杂事、做家务和交通服务等。每天服务 4～24 h，可以是床边服务或每日晚间造访帮助患者洗漱及睡前活动。非专业服务由个人支付，少部分由医疗补助报销。医疗保险不覆盖非专业护理，但如果患者患病在家，需要定期进行护理、理疗、语言康复等专业护理，或需要就医，医疗保险可以覆盖。

护理机构总结[18]

出院后目的地的选择将取决于老年患者的需求和每一个机构的服务项目（表 9.3）。

表 9-3 出院后保健机构的选择

保健机构	同义词	概述	医师类型	入院要求	覆盖范围	费用
急性康复	急性期住院 康复	特殊的医疗单元提供物理治疗和操作治疗	物理治疗师	医生请求。患者必须承受每天 3 h 的治疗，展示每天的进展以继续获得医疗保险	对有资格的患者，医疗保险 A 部分（医院保险）覆盖 100 天；医疗补助	每天 1000～2000 美元
亚急性康复	专业护理机构（SNF）	SNF 提供出院后护理，需要通过医疗保险认证	老年医学专家，执业护师，医师助理，医疗主任	患者必须有专业护理需求（静脉注射药物、伤口护理、康复）	医疗保险，医疗补助	每天 150～300 美元
长期急症护理	过渡保健医院，“长期住院治疗”	护理机构	医院医师，重症护理人员	需要复杂的护理，呼吸机护理和撤机管理	医疗保险	每天 1500～3000 美元
养老院	长期护理	看护机构	老年病学专家	需要协助看护，及专业和（或）非专业护理	一些州的医疗补助计划	每天 75～300 美元
辅助生活机构	住宅保健 饮食护理 成人护理 老年之家	在私人生活区进行护理；通常包含饮食、药物管理和做家务等不同服务	初级保健医生	和养老院相比残疾人更少；需要一些个人护理服务，而不是 24 h 监督	一些州的医疗补助计划，附加保障，退伍军人管理局，长期保险，私人 PA	每天 60～300 美元
独立生活	退休之家，退休社区 无障碍住宅	为 55 岁及以上人员提供住房安排、相关服务和活动设施等	初级保健医生	必须要求不需日常生活活动（ADL）辅助，一般不提供医疗保健和护理人员	私人支付，长期保险及家庭保健福利	每天 50～100 美元
退休人群持续护理社区（CCRC）	生活护理社区	基于同样的理由，退休社区提供了许多护理级别，以方便患者调整需求	多学科团队	健康检查	准入费，每月费用	“准入费”（10～100）万美元。每月费用：3000～5000 美元

续表

保健机构	同义词	概述	医师类型	入院要求	覆盖范围	费用
非专业的家庭健康护理	家庭照护者，主妇，家庭健康辅助	在家里协助 ADL 和 IADL、入睡和洗漱服务	CNA，家庭健康助手；有 RN 监督	没有标准	私人支付，医疗补助计划，长期护理保险	每小时 8～40 美元，平均每小时 20 美元
专业家庭健康护理	家庭健康护理	护理，提供家庭治疗（PT，OT，ST），患者教育，家庭安全评估，SW 支持	RN 或 LPN	患者限制在家，需要医生提供常规监护，定期的护理或者治疗服务	医疗保险 A 部分和（或）B 部分覆盖，私人保险	每小时 100～300 美元
成人日托	成人日间健康中心	非住宅护理中心提供社会支持、娱乐服务、ADL 辅助和照顾者减压	SW，RN；可能有 PT、OT、ST、MD，精神健康，营养师	患者不能独自安全在家，需要日间照护；照顾者必须在外工作	私人支付，医疗补助计划，退伍军人管理局	每天 25～100 美元
临终护理	临终关怀	通过对症治疗及控制疼痛提供临终关怀，对临终过程提供支持	多学科团队在家中、住院部或专业护理机构提供护理服务	预期寿命为 6 个月内。每一受益期必须由医生再次评估和申请	医疗保险，医疗补助，私人保险	尚无数据

理解亚急性康复/专业护理机构的其他项目

小型数据集

所有前往医疗保险和医疗补助覆盖的护理机构的患者，都需要在进入机构时接受由联邦授权的筛查和临床评估，并根据特定的指南定期重复。此项目旨在为护理计划提供基础的跨学科和个性化评估项目，被称为 RAI，其组成之一为 MDS（http://www.cms.gov/Medicare/Quality-Initiatives-Patient-Assessment-Instruments/NursingHomeQualityInits/MDS30RAIManual.html）。MDS 包括检测生理、心理和社会心理功能的项目。其综合评估患者的功能状况，协助工作人员诊断其健康问题。MDS 分为字母 A 至 Z 部分，有 450 个项目，包括患者临床和功能评估，如身体功能、认知、感觉、口腔卫生、营养、皮肤、功能减退、运动能力、临床情况和疾病状态等。作为一个筛查工具，它能提示问题的存在，但不能确定病因。利用这些可获得的资源帮助护士针对特定的情况（如脱水或便秘）制订长期评估是护理评估的一个过程，亦是 RAI 的另外一个组成部分。简而言之，RAI 促进开发利于患者健康的护理计划。

无论个人以什么方式支付费用，认证的护理机构将对每一个机构内的患者进行 MDS 评估。每个季度至少进行一次 MDS 评估，或者患者情况出现明显变化时随

时进行评估。护理机构有可能在患者的个人表格中放一份 MDS 评估的复印件。应保证多学科团队的任何成员随时可以获取患者 MDS 电子版及相关信息。

MDS 里的信息将从护理机构以电子邮件的形式发送到各州的 MDS 数据库中，再汇总至医疗保险和医疗补助服务中心（CMS）的 MDS 数据库。

MDS 的信息将决定患者可选择哪些组织，并最终决定医疗保险 A 部分覆盖的患者每日付给护理机构的费用占比。

药物逐渐减量

不论是痴呆还是其他慢性精神疾病，院后护理中行为异常的管理都充满了挑战。老年人滥用精神药物可能会导致频繁、严重的不良反应，甚至加重认知障碍和一般健康状况。为了减少这种不良反应的发生，养老院改革法案，即 1987 年的综合预算调解法，要求护理机构不能因为方便或机构规则而强加给患者医学上非必需的身体及用药限制。鉴于此，限制和约束的使用亦是医疗保险和医疗补助服务中心质量考察的指标。大多数情况下，急性期后护理

机构管理行为障碍的能力有限，并且经常拒绝收有症状的住院患者。

尽管如此，急性期后护理机构的存在对急性期后护理是有意义的。一项纳入了 16 586 个新入养老院老年人的全国范围研究发现，超过 29%的受试者使用至少一种抗精神药物，而这些人中，32%没有明确的指征[19]。

抗精神药物的使用情况是 CMS 对短期或长期专业护理机构患者的质量考察指标。

在国家操作手册提供的调查中指出，逐量减少用药种类和剂量，重视药物的合理使用，药物相关的不良反应有了明显的变化。

药物处方

专业护理机构会有药房来满足患者的用药需求。入院后，医生会确定患者的用药处方，并发送至药房，药房在 6～12 h 内发放药物。紧急用药可能仍需要 6 h 才能到达。因此，每个专业护理机构都会备有装有降压药、抗精神病药、缓解症状的少量药物的紧急用药盒。可能现场备有便利药盒，及护理机构要求的常规用药。医生会开具两三种药物。只有紧急情况下，药房才会通过电话填写麻醉药物申请并发药。每个药房会有自己特殊的处方；因此，如果可以的话，患者可以换用同类的其他药物。处方的使用可以减少花费、加快药物发送过程，并通过增加护士的熟练程度提高安全性。

辅助服务

如抽血、便携式影像检查等服务可能在疗养院完成。影像服务通常包括 X 线检查、需要静脉造影的超声检查、心电图检查等。根据需要，便携式影像的操作者通常会在 24 h 内到达机构内。实验室检查包括尿液和血液学检查，血液检查可由机构内护士采血或机构外采血者采集。周末不提供服务。专业护理机构可以提供外周静脉注射和经外周静脉穿刺置入中心静脉导管、放置鼻胃管、放置导尿管、拆线和伤口处理等服务。必须在 30～60 min 内完成的处理或检测，需要转送至当地急诊室。输血、静脉化疗、血液透析和启用呼吸机、动态监测和小手术通常不在专业护理机构内完成。

关键点

1. 老年人出院后护理有很多选择，包括急性住院患者康复中心、长期急症护理医院、亚急性康复机构（专业护理机构）、独立和辅助生活机构、退休人群持续护理社区（CCRC）、家庭健康护理（专业和非专业）、成人日间护理和临终关怀服务等。
2. 医生越来越重视为老年患者寻求最好的院后护理机构，并且意识到不同选择之间的差异。

3. 确认老年人的院后护理需求是决定出院后选择的第一步。
4. 可以利用各种资源选择最优的院后护理机构（如医疗保险中心官网、护理机构评估系统、老年健康指南等）。
5. 急性期后护理机构中以多学科团队合作为主，理解团队中每个角色的责任对临床医生、患者和家属都很重要。
6. 医疗保险强制要求专业护理机构或亚急性康复机构应尽量减少每一个患者的抗精神病药物，特殊情况须有正式书面说明附于患者资料中。
7. 每个机构都应该有自己的药房，无论在机构外还是机构内，机构的处方可能与医院不同。

参考文献

1. Boockvar KS, et al. Patient relocation in the 6 months after hip fracture: risk factors for fragmented care. J Am Geriatr Soc. 2004;52(11):1826–31.
2. Horwitz LI, et al. Transfers of patient care between house staff on internal medicine wards: a national survey. Arch Intern Med. 2006;166(11):1173–7.
3. Ward KT, et al. Do internal medicine residents know enough about skilled nursing facilities to orchestrate a good care transition? J Am Med Dir Assoc. 2014;15(11):841–3.
4. Kane RL. Finding the right level of post hospital care: "We didn't realize there was any other option for him". JAMA. 2011;305(3):284–93.
5. Ouslander JG, Lamb G, Perloe M, et al. Potentially avoidable hospitalizations of nursing home residents: frequency, causes, and costs. J Am Geriatr Soc. 2010;58(4):627–35. 760–1.
6. Katz S, Ford AB, Moskowitz RW, Jackson BA, Jaffe MW. Studies of illness in the aged: the index of ADL: a standardized measure of biological and psychosocial function. JAMA. 1963;185(12):914–9.
7. Mahoney FI, Barthel DW. Functional evaluation: the Barthel Index. Md State Med J. 1965;14:61–5.
8. Lawton MP, Brody EM. Assessment of older people: self-maintaining and instrumental activities of daily living. Gerontologist. 1969;9(3):179–86.
9. Folstein MF, Folstein SE, McHugh PR. "Mini-mental state"; a practical method for grading the cognitive state of patients for the clinician. J Psychiatr Res. 1975;12(3):189–98.
10. Berstein IH, Lacritz L, Barlow CF, Weiner MF, DeFina LF. Psychometric evaluation of the Montreal Cognitive Assessment (MoCA) in three diverse samples. Clin Neuropsychol. 2011;25(1):119–26.
11. Borson S, Scanlan JM, Chen P, Ganguli M. The Mini-Cog as a screen for dementia: validation in a population-based sample. JAGS. 2003;51(10):1451–4.
12. Inouye S, van Dyck C, Alessi C, Balkin S, Siegal A, Horwitz R. Clarifying confusion: the confusion assessment method. Ann Intern Med. 1990;113(12):941–8.
13. Podsiadlo D, Richardson S. The timed "Up and Go": a test of basic functional mobility for frail elderly persons. J Am Geriatr Soc. 1991;39:142–8.
14. Nursing Home Compare. Medicare.gov Website. 2015. http://www.medicare.gov/NHCompare/Include? dataSection/Questions?SearchCriteriaNEW.asp. Accessed 13 June 2015.
15. 2015 Medicare & You. National Medicare Handbook. Centers for Medicare & Medicaid Services, Baltimore, MD, 2014.

16. Dworkin A (2010) Oregon among national leaders in number of assisted living facilities. Oregonian. http://www.oregonlive.com/news/index.ssf/2010/01/oregon_among_national_leaders.html.
17. Bureau of Labor Statistics, U.S. Department of Labor. Occupational outlook handbook, 2012–13 edition, Speech–Language Pathologists. http://www.bls.gov/ooh/healthcare/speech-language–pathologists.htm.
18. Genworth 2015 Cost of Care Survey. 2015. https://www.genworth.com/dam/Americas/US/PDFs/Consumer/corporate/130568_040115_gnw.pdf.
19. Chen Y, et al. Unexplained variation across US nursing homes in antipsychotic prescribing rates. Arch Intern Med. 2010;170(1):89–95.

利用老年评估实现医疗保险年度健康访问

10

Ming Jang，Rachel K. Miller，Lee A. Lindquist
（郑 蓉 阿如娜 译 宝 辉 校）

截止 2014 年，65 岁及以上的老年人口数量已经达到 4620 万；到 2050 年，预计增长约一倍至 8 000 万[1]。医疗保健的进步使患者在身体功能障碍减少的同时寿命得以延长[2]。老年人进行每年一次的健康体检时，临床医生的大部分时间主要用于慢病管理和评估机体急性症状的问题上。除了这些问题，全面的老年评估有助于发现很多患者尚未意识到的影响生命的问题。患者中普遍存在的一个误区是，将许多问题都归于“年老”并且认为是不可避免的。针对老年人的各种健康问题，需要一位细致的临床医生给予检查并提出解决措施，从而不断地提高老年人生活质量。

老年综合评估（comprehensive geriatric assessment，CGA）已经成为老年保健和临床教育的重要部分[3]。建立在大量的临床评估和系统回顾基础上的老年综合评估可以为老年患者建立一个临床数据基线，并涵盖老年患者的特定需求[4]。这些需求的多样性与最终成为需要照顾的患者一样广泛。正因如此，临床医生进行全面的老年综合评估是非常重要的，包括对各种环境风险因素进行评估、筛查药物的不依从性、发现照护者的职业倦怠以及营养不良的风险评估等。

老年综合评估（CGA）

为了满足不同需求，老年综合评估有多种版本。但不论哪种版本，CGA 的宗旨不变，主要包括以下几个方面：

1. 功能评估：CGA 的核心在于功能评估。评价基础和工具帮助的日常生活活动能力（ADL）的工具分别是 Katz ADL 量表和 Lawton 独立性 ADL 量表[5-6]。除了 ADL 评估，测量步速可以预测老年人功能下降程度和早期死亡率[7]。

2. 认知评估：对于繁忙的临床医生来说，简易智力状态评估量表（三词回忆和画钟试验）是一种快速、合理、敏感、特异的认知功能障碍筛查方法[8]。对于那些认知功能障碍筛查结果阳性的患者，可进行更详细的检查，如蒙特利尔认知评估量表（MOCA）或简易心智状态问卷调查表（Short Portable Mental Status Questionnaire，SPMSQ）[9-10]。

3. 抑郁症筛查：美国预防服务工作组（USPSTF）建议如有充足的资源，所有老年人都应该进行抑郁症筛查[11-12]。老年抑郁量表分为短表（15项）和长表（30项）[13]。在筛查抑郁症方面有效的还有患者健康问卷9或2（PHQ-9，PHQ-2），这两个问卷相对短且更容易被忙碌的临床医生所采纳[14-15]。上述测试中的任意一项结果阳性均提示需进一步检查。

4. 视力：询问患者视力变化的病史是十分必要的。随着年龄增大，大部分患者都会出现视力减退并需要依靠眼镜。询问患者何时开始佩戴眼镜或最后一次进行视力评估的时间是非常必要的。视力评估中，Snellen视力表可作为廉价、简单的工具。有糖尿病病史或青光眼高危因素的患者应每年进行视力评估[16]。

5. 听力：听力下降往往会被患者自己忽略，却很容易被邻居、通话对象或爱人发现。询问听力下降的病史以及其他临床可疑情况是非常必要的。在进行听力评估之前利用耳镜排除耵聍栓塞也是非常重要的。我们需记住耵聍栓塞引起的听力下降很容易被误认为是老年认知障碍[17-18]。

6. 牙齿：早期发现系统性疾病引发的牙科紧急情况和口腔表现是非常必要的。病变牙齿应得到重视，通过辅助设备发现并利用适当的义齿替换。当发现特异性的口腔问题时，应该对口腔黏膜炎、牙龈炎、口腔蜂窝织炎/口腔脓肿及口腔溃疡进行评估。应重视松动的牙齿并到口腔科就诊，因为这很容易引发牙齿误吸[19]。

7. 营养评估：老年人发生营养不良与体重减轻的风险高。此外，一些特异性的营养不良可能是某些老年综合征的代表性或组成性的临床表现。进行营养评价首先要询问患者食物和饮料摄入情况，并对其进行量化。另一个快速检查方法是查看患者的腰带或查看他们的衣服是否合身。患者腹围的减小很容易通过腰带缩短和裤子与皮肤间的空隙增大被观察到。营养健康检查表和微型营养评估表是筛查营养不良高危老年人的一个简单的检查工具[20-22]。阳性结果提示患者营养不良风险高，需要进一步调查潜在原因并进行干预。

8. 大小便失禁：大小便失禁对患者入院率、死亡率和发病率都有显著影响[23]。其他重要的医疗风险因素还包括感染、肾衰竭和败血症[24-25]。医生应根据患者病史和体检区分尿便失禁的类型，并制订具有针对性的治疗计划。

9. 平衡和跌倒：跌倒仍然是影响医疗保险费用和患者总体发病率及死亡率的重要指标。对于那些有跌倒史的患者来说，再次发生跌倒的恐惧感会导致一系列恶性循环。计时起立-行走试验是和Tinetti平衡与步态量表一样具有筛查跌倒风险作用的工具[26]。预防跌倒有效的干预措施包括：寻找内在和外在风险因素，给予患者骨质疏松症的筛查及治疗，对正在进行抗凝治疗的患者进行再次评估，以及调动可能的治疗资源。

10. 骨质疏松症筛查：美国预防服务工作组（USPSTF）建议，所有65岁及以上的妇女均应进行骨密度检测[27]。对于男性骨质疏松症的筛查没有特殊要求。然而，那些存在骨质疏松症危险因素的人应列入筛查对象[28]。

11. 多重用药：大多数老年人服用多种药物，有些患者服用的药物超过10种[29]。服药负担、不准确的用药清单、药物相互作用、药物代谢动力学变化及药物敏感性与不良反应的相互作用会导致高风险患者病情恶化。在每一次随访中，医生均应对患者用药给予合理调整，将一些BEERS标准里面列出的老年患者禁止使用的药物排除。在BEERS标准里列有对老年人具有潜在危害的药物[30]。此外，老年患者还应接受来自多方的药物指南（例如医生、护士、家庭护士、药剂师及药品说明书）。有证据表明老年患者的用药常常被复杂化。患者可能需要在餐前或餐后服药，晚上11点服用睡前药物，或凌晨5点起床服用晨起后的药物。临床医生可通过简单的询问："描述你一天里是如何服药的"来简化他们的药物治疗方案[31]。

12. 癌症筛查：

（1）肺癌：常规筛查尚未被建议。低剂量CT成像可在必要的临床情况下使用。

（2）前列腺癌：关于前列腺癌的筛查，不同专科给出了不同的建议。许多老年病学家认为临床存在过度检查和治疗的现象，他们坚持这类筛查应以临床案例为基础。

（3）宫颈癌：美国预防服务工作组（USPSTF）认为，21～65岁妇女均应进行宫颈癌筛查。而对于年龄超过65岁的妇女是否仍应继续筛查没有确凿证据。美国妇产科医师学会（ACOG）的建议指出，65岁以上妇女连续三次巴氏涂片阴性者不需进行额外筛查。对于此前筛查结果为明确阴性且无宫颈癌高危因素的大于65岁的女性可考虑停止筛查。

（4）结肠癌：开始结肠癌筛查的年龄是确定的，但没有明确的截止年龄。一般认为，如果患者各系统器官功能完善且跟同龄人相比身体健康处于中上等水平，则更易受益于持续的结肠癌筛查。

（5）乳腺癌：乳腺癌初筛年龄不如结肠癌初筛年龄确切。然而，当患者进入老龄化阶段之后，需要进行多体位的乳腺X线检查。但总体来说，乳腺癌与结肠癌一样，寿命较短的患者可能不能够受益于筛查和治疗。美国预防服务工作组（USPSTF）建议在50～69岁之间的女性应及时接受乳腺癌筛查，但是其中不包括70岁及以上的女性[32-34]。

13. 社会心理环境：了解患者的社会和家庭支持系统是临床医生提供以患者为中心的照料的重要一步。出生地、宗教信仰、教育程度、军事背景、婚姻史、家庭成员/朋友和社区/宗教活动都是重要的信息。同时，应该明确患者的决策人以及决策人是否能代表患者的医疗和经济权力。对功能设施也需要进行关键的说明。住所和拥有枪支的情况也是相关的，楼梯位置及到达住所的层数同样有所影响。此外，知道哪一层是卧室、哪一层是浴室也非常重要，尤其对于那些有跌倒风险的患者来说更为重要。最后，对金融安全和辅助支持结构都应该进行评估。

14. 临终愿望和抢救意愿：明确患者的抢救意愿和临终愿望是非常重要的。如果患者本人尚未决定，则需要明确一位授权委托人作为患者临终时的代理决策者[35]。

进行 CGA 评估的主要问题是它所需要的时间通常是 40 min 或更长。以往，对 CGA 的医疗保险补偿是缺乏的，然而，近年来医疗保险年度健康访问已经制订并允许给予临床医师更高的补偿。医疗保险年度健康访问中的许多要求可被 CGA 纳入。

通过适应 CGA 满足医疗保险年度健康访问的需要

从 2005 年开始的现代化医疗保险法案（Medicare Modernization Act，MMA）授权全额支付初次预防性体检（Initial Preventive Physical Examination，IPPE），也被称为“欢迎来到医疗保险预防访问”（https://www.medicare.gov/coverage/preventive-visit-and-yearly-wellness-exams.html）。作为 IPPE 计划的一部分，这项立法还为后续每 12 个月一次的年度健康访问（Annual Wellness Visit，AWV）提供支付。这些访问的目的是为患者和医生提供一个完善健康和预防保健评估的途径。临床医生有动力做此类访问，因为这不仅能使他们更好地照顾患者，而且能够以高于一般门诊就诊价格的比例进行报销。临床医生不是在经济上受益的唯一一方。为了完成全额支付 IPPE 和 AWV，提供医疗报销服务的一些保险公司，已经开始为患者提供经济激励（例如 75 美元的礼品卡、优惠券等）。

实施医疗健康访问似乎势不可挡。但是，当其框架是根据个体需求而建立的时候，完成医疗健康访问并对其进行计费是可行的。在实践中使用电子健康记录、快捷键、程序提示或预定设置的形式（例如 SmartSets）来完成这类访问。

除了办公室访问的常规部分（例如生命体征、检查、诊断、计划），部分 CGA 可以满足医疗保险年度健康访问的需求。医疗保险年度健康访问的主要内容和完成的主要方法见表 10.1。

表 10.1 医疗保险年度健康访问和老年综合评估内容

既往史/手术史（包括住院和过敏史）	
服用药物史（包括非处方药、补品和维生素）	
家族史	
吸烟史	
饮酒史	
吸毒史	
体育锻炼和活动情况	
饮食情况	营养状况评估
抑郁症和情绪障碍危险因素的评估	
抑郁筛查	PHQ-2，PHQ-9，GDS
功能能力和安全水平的评价	
听力损害情况	耳语测试、听力计
视力减退情况	Snellen 视力表
日常生活活动能力评估	Katz ADLS/iADLS，步速
跌倒风险	计时起立-步行试验
家庭安全	询问问题：是否有何事件让你觉得在家中感到不安全？
临终计划/提前规划	

除了这些内容之外，还有一些医疗保险 B 部分符合年度健康访问的预防性服务，包括骨质疏松症、心血管疾病、乳腺癌/前列腺癌/结肠癌、糖尿病、艾滋病和丙型肝炎等疾病的筛查，指导戒烟戒酒，以及流感病毒、肺炎链球菌和乙肝疫苗接种的管理等。

然而规则经常随着文件的需要而改变。医疗保险和医疗补助服务中心网站（www.cms.gov）可以为临床医生提供医疗保险年度健康访问的最新推荐规范。

关键点

1. 对于 65 岁及以上的老年患者，临床医生可以利用老年综合评估（CGA）对老年问题进行评价。
2. 老年人可能没有意识到他们正在经历着老龄化特有的一些问题，并且这些问题是可治疗的。
3. CGA 的具体内容可根据使用者和使用机构的不同而变化，但其主要内容包括对功能、记忆力、抑郁、视力、听力、口腔、营养、尿便失禁、平衡能力、多重用药和癌症的筛查，以及患者的临终愿望。

4. CGA 是较费时的，但医疗保险报销最近的变化覆盖了预防性健康访问，后者的要求与 CGA 是重叠的。
5. 完成医疗健康访问和（或）CGA 可使老年人顺利地步入老年，并享受健康积极的生活。

参考文献

1. Werner C, U.S. Census Brief. The older population: 2010. United States Census Bureau. November 2011. Available at https://www.census.gov/prod/cen2010/briefs/c2010br-09.pdf.
2. Statistical Brief. Sixty-five plus in the United States, United States Census Bureau. Economics and Statistics Administration, U.S. Department of Commerce. May 1995. Available at https://www.census.gov/population/socdemo/statbriefs/agebrief.html.
3. Stuck AE, Siu AL, Wieland GD, Adams JL, Rubenstein LZ. Comprehensive geriatric assessment: a meta-analysis of controlled trials. Lancet. 1993;342:1032–6.
4. Kuo HK, Scandrett KG, Dave J, Mitchell SL. The influence of outpatient comprehensive geriatric assessment on survival: a meta-analysis. Arch Gerontol Geriatr. 2004;39:245.
5. Katz S, Downs TD, Cash HR, Grotz RC. Progress in development of the index of ADL. Gerontologist. 1970;10:20–30.
6. Lawton MP, Brody EM. Assessment of older people: self-maintaining and instrumental activities of daily living. Gerontologist. 1969;9:179–86.
7. Studenski S, Perera S, Patel K, Rosano C, Faulkner K, Inzitari M, Brach J, Chandler J, Cawthon P, Connor EB, Nevitt M, Visser M, Kritchevsky S, Badinelli S, Harris T, Newman AB, Cauley J, Ferrucci L. Guralnik. Gait speed and survival in older adults. JAMA. 2011;305(1):50.
8. Borson S, Scanlan J, Brush M, Vitaliano P, Dokmak A. The Mini-Cog: a cognitive "vital sign" measure for dementia screening in multi-lingual eldelr. Int J Geriatr Psychiatry. 2000;15(11):1021–7.
9. Pfeiffer E. A short portable mental status questionnaire for the assessment of organic brain deficit in elderly patients. J Am Geriatr Soc. 1975;23(10):433–41.
10. Nasreddine ZS, Phillips NA, Bedirian V, Charbonneau S, Whitehead V, Collin I, et al. The Montreal Cognitive Assessment, MoCA: a brief screening tool for mild cognitive impairment. J Am Geriatr Soc. 2005;53:695–9. http://www.mocatest.org/.
11. O'Connor EA, Whitlock EP, Gaynes B, Beil TL. Screening for depression in adults and older adults in primary care: an updated systematic review. Evidence Synthesis No. 75. Rockville: Agency for Healthcare Research and Quality; 2009. (AHRQ Publication No. 10-05143-EF-1).
12. US Preventive Services Task Force. Services Task Force. Screening for depression: recommendations and rationale. Ann Intern Med. 2002;136:760–4.
13. Sheikh JI, Yesavage JA. Geriatric depression scale: recent evidence and development of a shorter version. Clin Gerontol. 1986;5:165–72.
14. Kroenke K, Spitzer RL, Williams JB. The PHQ-9: validity of a brief depression severity measure. J Gen Intern Med. 2001;16:606.
15. Arroll B, Khin N, Kerse N. Screening for depression in primary care with two verbally asked questions: cross sectional study. BMJ. 2003;327:1144.
16. Crews JE, Campbell VA. Vision impairment and hearing loss among community-dwelling older americans: implications for health and functioning. Am J Public Health. 2004;94(5):823–9.
17. Moore AM, Voytas J, Kowalski D, Maddens M. Cerumen, hearing, and cognition in the

elderly. J Am Med Dir Assoc. 2002;3(3):136–9.
18. Oron Y, Zwecker-Lazar I, Levy D, Kreitler S, Roth Y. Cerumen removal: comparison of cerumenolytic agents and effect on cognition among the elderly. Arch Gerontol Geriatr. 2011;52(2):228–32. doi:10.1016/j.archger.2010.03.025.
19. Vargas CM, Kramarow EA, Yellowitz JA. The oral health of older Americans, Aging Trends, No. 3. Hyattsville: National Center for Health Statistics; 2001.
20. Ranhoff AH, Gjøen AU, Mowé M. Screening for malnutrition in elderly acute medical patients: the usefulness of MNA-SF. J Nutr Health Aging. 2005;9(4):221–5.
21. Guigoz Y, Lauque S, Vellas BJ. Identifying the elderly at risk for malnutrition. The Mini Nutritional Assessment. Clin Geriatr Med. 2002;18(4):737–57.
22. de Groot LC, Beck AM, Schroll M, van Staveren WA. Evaluating the DETERMINE Your Nutritional Health Checklist and the Mini Nutritional Assessment as tools to identify nutritional problems in elderly Europeans. Eur J Clin Nutr. 1998;52(12):877–83.
23. Brandeis GH, Baumann MM, Hossain M, et al. The prevalence of potentially remediable urinary incontinence in frail older people: a study using the Minimum Data Set. J Am Geriatr Soc. 1997;45:179.
24. Fung CH, Spencer B, Eslami M, Crandall C. Quality indicators for the screening and care of urinary incontinence in vulnerable elders. J Am Geriatr Soc. 2007;55 Suppl 2:S443.
25. Roberts RO, Jacobsen SJ, Rhodes T, et al. Urinary incontinence in a community-based cohort: prevalence and healthcare-seeking. J Am Geriatr Soc. 1998;46:467.
26. Lachs MS, Feinstein AR, Cooney Jr LM, Drickamer MA, Marottoli RA, Pannill FC, Tinetti ME. A simple procedure for general screening for functional disability in elderly patients. Ann Intern Med. 1990;112(9):699–706.
27. U.S. Preventive Services Task Force. Final update summary: osteoporosis: screening. U.S. Preventive Services Task Force. 2015. http://www.uspreventiveservicestaskforce.org/Page/Document/UpdateSummaryFinal/osteoporosis-screening
28. Rao SS, Budhwar N, Ashfaque A. Osteoporosis in men. Am Fam Physician. 2010;82(5):503–8.
29. Willlams CM. Using medications appropriately in older adults. Am Fam Physician. 2002;66:1917.
30. American Geriatrics Society 2012 Beers Criteria Update Expert Panel. American geriatrics society updated beers criteria for potentially inappropriate medication use in older adults. J Am Geriatr Soc. 2012;60:616.
31. Lindquist LA, Lindquist LM, Zickuhr L, Friesema E, Wolf MS. Unnecessary complexity of home medication regimens among seniors. Patient Educ Couns. 2014;96(1):93–7.
32. Schonberg MA, McCarthy EP, Davis RB, Phillips RS, Hamel MB. Breast cancer screening in women aged 80 and older: results from a national survey. J Am Geriatr Soc. 2004;52(10):1688–95.
33. Caplan LS. To screen or not to screen: the issue of breast cancer screening in older women. Public Health Rev. 2001;29(2-4):231–40.
34. Blustein J, Weiss LJ. The use of mammography by women aged 75 and older: factors related to health, functioning, and age. J Am Geriatr Soc. 1998;46(8):941–6.
35. Sudore RL, Fried TR. Redefining the "planning" in advance care planning: preparing for end-of-life decision making. Ann Intern Med. 2010;153:256.

缩　写

3IQ	3个失禁问题（3 Incontinence Questions）
AA	阿尔茨海默病协会（Alzheimer's Association）
AAMC	美国医学院学会（Association of American Medical Colleges）
ACA	平价医疗法（Affordable Care Act）
ACIP	免疫实践咨询委员会(Advisory Committee on Immunization Practices)
ACL	前交叉韧带（Anterior cruciate ligament）
ACOG	美国妇产科医师学会（American College of Gynecologists）
ACO	责任医疗组织（Accountable Care Organization）
AD	阿尔茨海默病（Alzheimer's disease）
ADED	驾驶员康复专家联盟(Association for Driver Rehabilitation Specialists)
ADL	日常生活活动能力（Activity of Daily Living）
ADRC	衰老与残疾资源中心（Aging and Disability Resource）
ADReS	驾驶相关技能评估（Assessment of driving-related skills）
AGS	美国老年医学会（American Geriatrics Society）
AHA	美国心脏协会（American Heart Association）
AHRQ	医疗研究和质量机构(Agency for Healthcare Research and Quality)
AL	辅助生活机构（Assisted Living）
AOTA	美国职业治疗协会（American Occupation Therapy Association）
ASB	无症状性菌尿（Asymptomatic bacteriuria）
AUA-SI	美国泌尿协会症状指数(American Urological Association Symptom Index)
AUS	人工尿道括约肌（Artificial urinary sphincters）
BGS	英国老年医学会（British Geriatrics Society）
BRFSS	行为危险因素监测系统(Behavioral Risk Factor Surveillance System)
CAP	社区获得性肺炎（Community-acquired pneumonia）
CBI	照护者负担量表（Caregiver Burden Inventory）
CCM	慢性疾病护理管理（Chronic care management）
CCRC	退休人群持续护理社区(Continuing Care Retirement Community)
CDC	疾病控制和预防中心(Centers for Disease Control and Prevention)
CDI	艰难梭菌感染（Clostridium difficile infection）
CDR	临床痴呆评定量表（Clinical Dementia Rating）
CORS	有资质的驾驶员康复专家（Certified Driver Rehabilitation Specialist）
CDSMP	慢性病自我管理项目(Chronic Diseases Self-Management Program)
CGA	老年综合评估（Comprehensive Geriatric Assessment）

CMS	医疗保险和医疗补助服务中心(Centers for Medicare&Medicaid Services)
CPAP	持续气道正压通气（Continuous Positive Airway Pressure）
CRA	照护者反应评估（Caregiver Reaction Assessment）
CSC	照护者压力检查表（Caregiver Stress Checklist）
CSI	照护者压力指数（Caregiver Stress Index）
CTI	延续性护理干预（Care Transitions Intervention）
DASH	阻止高血压的膳食模式（Dietary Approaches Stop Hypertension）
DHIC	逼尿肌过度活动伴收缩功能受损(Detrusor Hyperactivity with Impaired Contractility)
DIAPPEPS	谵妄、感染、萎缩性阴道炎或尿道炎、药物、精神异常、尿量过多、活动受限、粪便嵌顿(Delirium, Infection, Atrophic vaginitis or urethritis, Pharmaceuticals, Psychiatric disorders, Excessive urine production, Restricted mobility, Stool impaction)
DMV	机动车辆部门（Department of Motor Vehicle）
ED	急诊（Emergency Department）
EHRA	欧洲心脏节律协会（European Heart Rhythm Association）
EIA	酶免疫测定（Enzyme immunoassay testing）
FDA	食品和药物管理局（Food and Drug Administration）
FLMA	家庭与医疗休假法案（Family and Medical Leave Act）
FTD	额颞叶痴呆（Frontotemporal dementia）
GRACE	老年人评估和护理的老年病学资源(Geriatric Resources for Assessment and Care of Elders)
HAP	医院获得性肺炎（Hospital-Acquired Pneumonia）
HCAOA	美国家庭保健协会（Home Care Association of American）
HCAP	医疗护理相关性肺炎（Healthcare-Associated Pneumonia）
AIV	人类免疫缺陷病毒（Human immunodeficiency virus）
IADL	工具性日常生活活动能力（Instrumental Activity of Daily Living）
ICD	埋藏式心脏复律除颤器（Implantable Cardioverter Defibrillator）
IDSA	美国感染性疾病学会（Infectious Disease Society of America）
LRTI	下呼吸道感染（Lower Respiratory Tract Infections）
LTAC	长期急病护理（Long-Term Acute Care）
LTCF	长期护理机构（Long-Term Care Facility）
MCC	多种慢性疾病（Multiple Chronic Conditions）
MDRO	多重耐药菌（Multidrug-Resistant Organisms）
M-ISI	密歇根尿失禁症状指数（Michigan Incontinence Symptom Index）
MMA	现代化医疗保险法案（Medicare Modernization Act）
MMSE	简易精神状态检查表（mini Mental State Examination）
MoSA	蒙特利尔认知评估量表（Montreal Cognitive Assessment）
MRSA	耐甲氧西林金黄色葡萄球菌(Methicillin-resistant Staphylococcus aureus)

NCOA	美国老龄委员会（National Council on Aging）
NFCSP	美国家庭照护者支持计划（National Family Caregiver Support Program）
NSAID	非甾体抗炎药物（Nonsteroidal anti-inflammatory drugs）
OSA	阻塞性睡眠呼吸暂停（Obstructive Sleep Apnea）
PACE	老年人全面医疗项目（Program of All-Inclusive Care for the Elderly）
PCMH	以患者以中心的家庭医疗（Patient-Centered Medical Home）
PCV13	13 价肺炎球菌结合疫苗（13-valent Pneumococcal Conjugate Vaccine）
PD	帕金森病（Parkinson's disease）
PFMT	盆底肌训练（Pelvic floor muscle training）
PHQ-2	患者健康问卷抑郁自评量表-2（Patient Health Questionnaire-2）
PHQ-9	患者健康问卷抑郁自评量表-9（Patient Health Questionnaire-9）
PPSV23	23 价肺炎球菌多糖疫苗（23-valent Pneumococcal Polysaccharide Vaccine）
PTNS	经皮胫神经刺激（Percutaneous tibial nerve stimulation）
PVR	排尿后残余尿量（Post-void residual）
SEBST	仰卧位空膀胱应力试验（Supine empty bladder stress test）
SHEA	美国医疗保健流行病学会（Society for Healthcare Epidemiology of America）
SNF	专业护理机构（Skilled Nursing Facility）
SPPB	简易体能状况量表（Short Physical Performance Battery）
SSRI	选择性 5-羟色胺再摄取抑制剂（Selective Serotonin Reuptake Inhibitor）
SSTI	皮肤和软组织感染（Skin and soft tissue infections）
START	提醒医生修正治疗方案的筛查工具（Screening tool to alert doctors to right treatment）
STEADI	预防老人意外事件、死亡和伤害发生（Stopping Elderly Accidents, Deaths, and Injuries）
STOPP	老年人的处方筛查工具（Screening tool of older person's prescriptions）
TCM	延续性护理管理（Transitional care management）
TUG	计时起立-行走测试（Timed up-and-go）
UI	尿失禁（Urinary incontinence）
USPSTF	美国预防服务工作组（United State Preventive Services Task Force）

索　　引